U0913019

心怀童心　迈向成长

万物有科学·身体思维导图

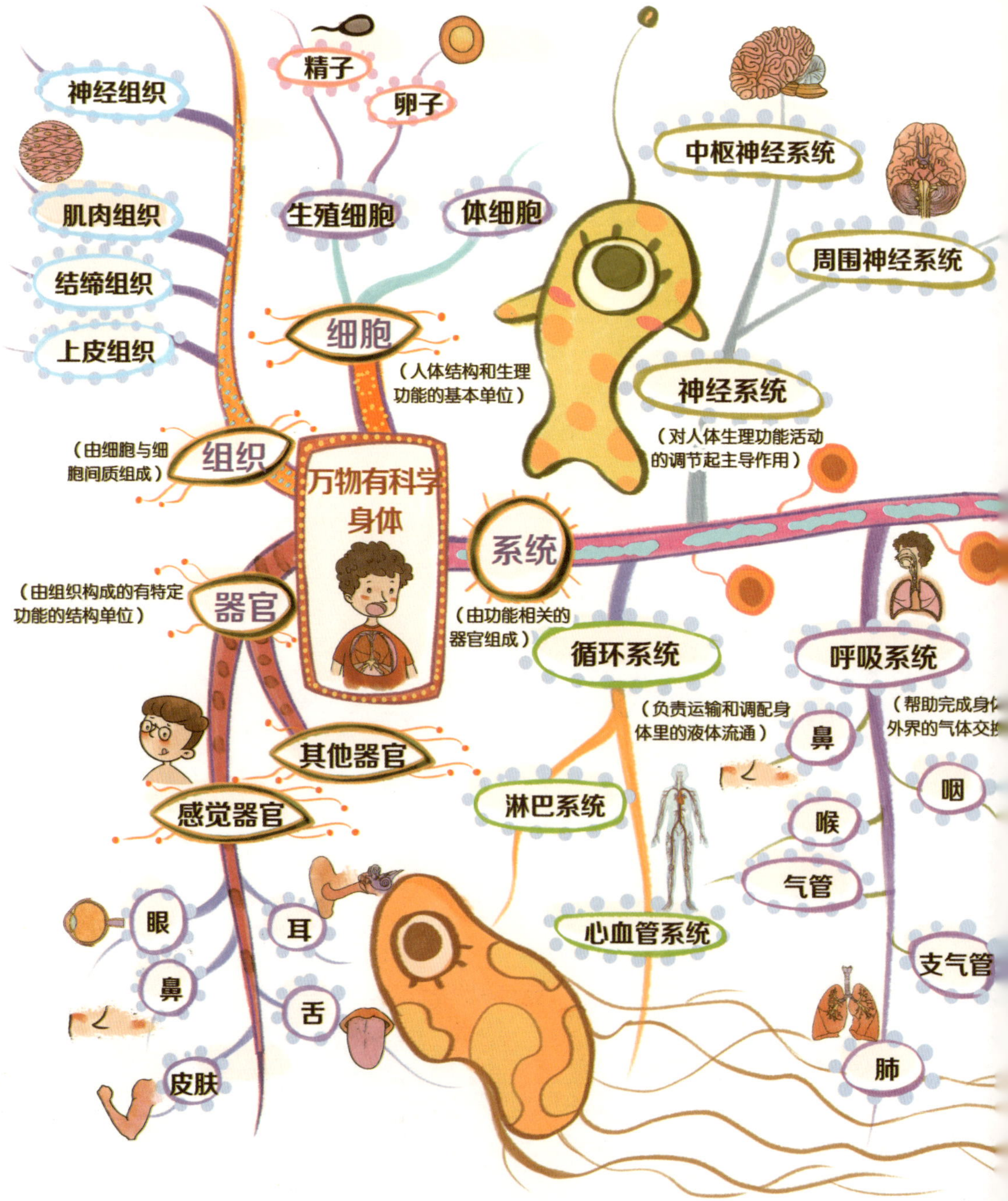

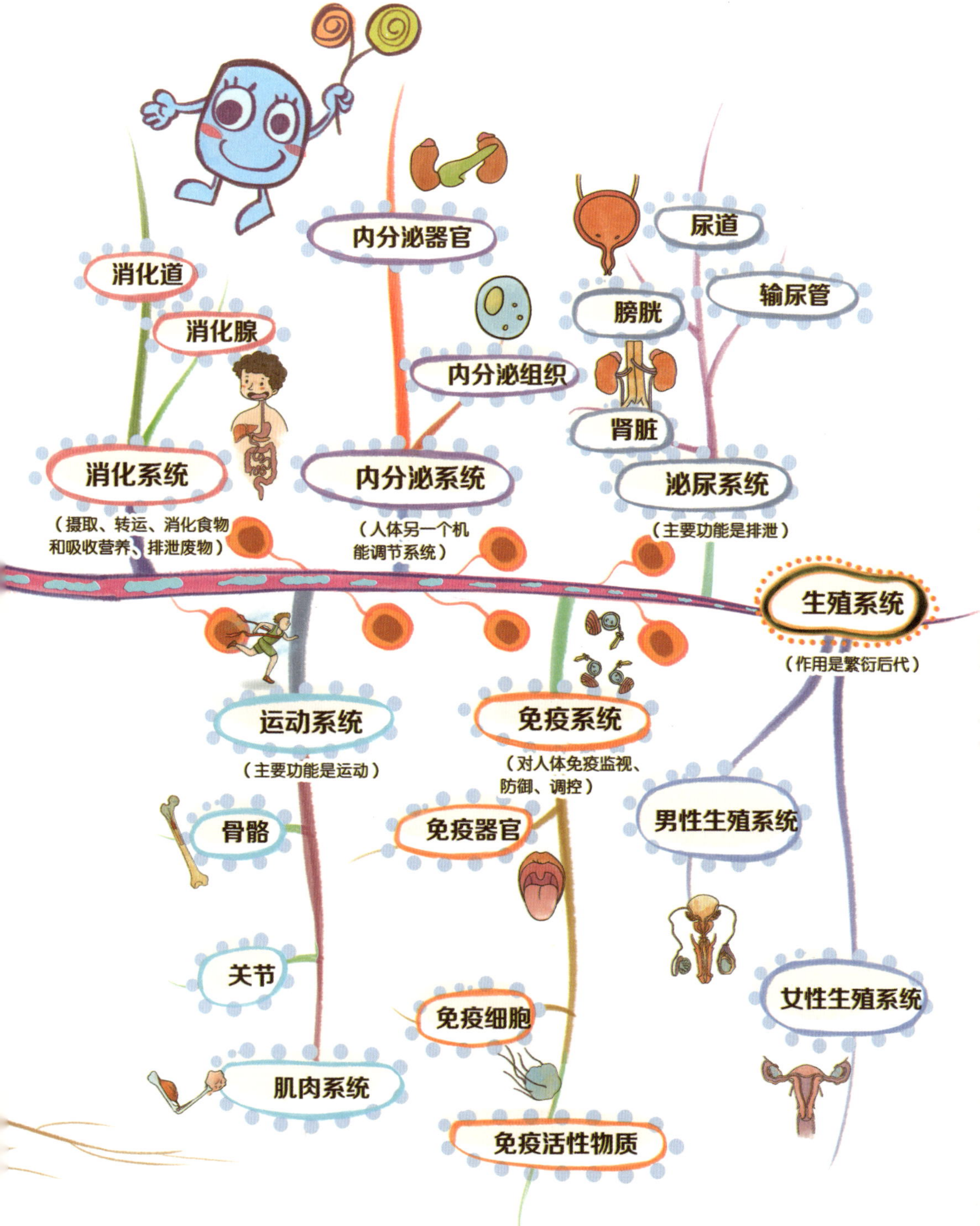
消化道
消化腺
消化系统
（摄取、转运、消化食物和吸收营养、排泄废物）
内分泌器官
内分泌组织
内分泌系统
（人体另一个机能调节系统）
尿道
膀胱
输尿管
肾脏
泌尿系统
（主要功能是排泄）
生殖系统
（作用是繁衍后代）
男性生殖系统
女性生殖系统
运动系统
（主要功能是运动）
骨骼
关节
肌肉系统
免疫系统
（对人体免疫监视、防御、调控）
免疫器官
免疫细胞
免疫活性物质

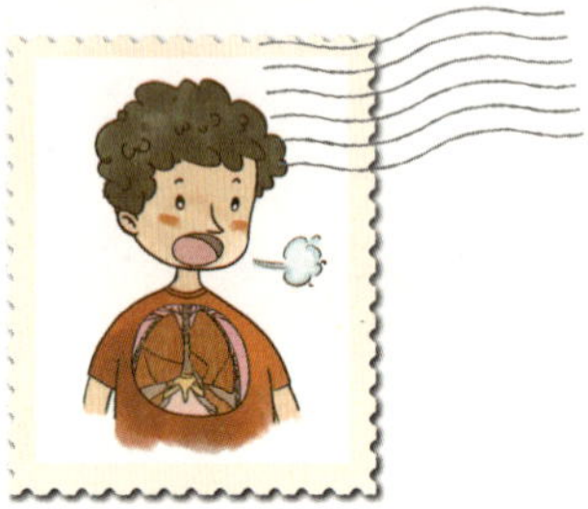

图书在版编目（CIP）数据

身体悄悄告诉你 / 付文博著 . — 沈阳 : 辽宁人民出版社 , 2024.5

（万物有科学）

ISBN 978-7-205-11025-3

Ⅰ . ①身… Ⅱ . ①付… Ⅲ . ①人体—少儿读物 Ⅳ . ① R32-49

中国国家版本馆 CIP 数据核字 (2024) 第 019193 号

出版发行：辽宁人民出版社
地址：沈阳市和平区十一纬路 25 号　邮编：110003
http://www.lnpph.com.cn

印　　刷：河北万卷印刷有限公司

幅面尺寸：165mm × 230mm

印　　张：7.25

字　　数：100 千字

出版时间：2024 年 5 月第 1 版

印刷时间：2024 年 5 月第 1 次印刷

责任编辑：高　丹　李　曼

装帧设计：马姗姗

责任校对：冯　莹

书　　号：ISBN 978-7-205-11025-3

定　　价：35.00 元

万物有科学

身体悄悄告诉你

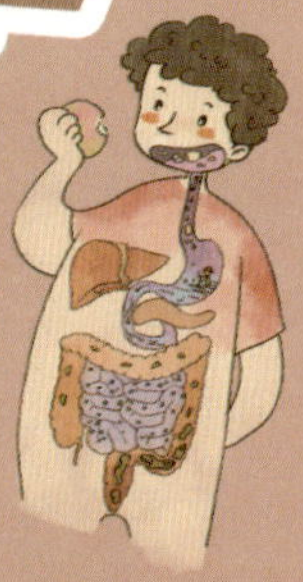

付文博/著
谢慧/绘

辽宁人民出版社

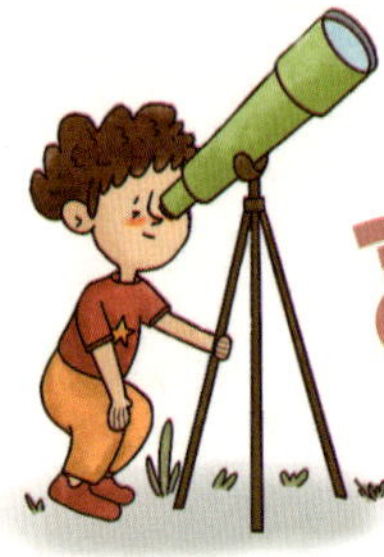

前言

你的脑子里是不是藏着一堆“为什么”：太阳为什么东升西落？水为什么会从水管里流出来？站在地球另一端的人为什么不会掉下去……如果我猜对了，那么祝贺你，你有成为一名科学家的潜质。

为什么这么说呢？现代科学幻想之父儒勒·凡尔纳曾说过：“只有探索才能知道答案。”牛顿因为好奇一个掉落的苹果发现了万有引力，莱特兄弟根据竹蜻蜓的原理发明了飞机，阿基米德在洗澡时看到澡盆中溢出的水发现了阿基米德定律……这些情景对每个人来说都不陌生，科学家们之所以能够取得伟大的成就，就是因为他们比常人更爱问“为什么”。

希望你永远怀有好奇之心，不要停止对科学探索的脚步。

你是不是觉得科学很高深，而且离我们很遥远？其实，科学离我们并不遥远，它就隐藏在触手可及的地方。我们生活的物质世界就是科学的世界，有太多的新事物和新发现等着我们去探索。

你一定见过晶莹剔透的雪花吧，还有冒着气泡的汽水、游乐场里呼啸翻滚的过山车、地球上的风雨雷电、天上的日月星辰……这些事物当中都蕴含着科学原理，就连我们穿的鞋子，都巧妙利用了摩擦力。可以说，科学无处不在，万事万物中皆有科学。

还要悄悄告诉你，科学既亲切又充满智慧，不管你是幼儿园的小朋友，还是迈进小学的大孩子，都可以跟科学做朋友。生活中遇到困难时，往往都是科学在关键时刻向我们伸出援手：在陌生的地方迷了路，科学会帮助你辨别方向；在体育课上想跑得更快、跳得更高，科学会为你奉上窍门；要出门玩耍，先看看天气预报，科学可以让你免受风吹雨淋。不仅如此，科学还能教你制作美味佳肴、使用各种电器、保护自己的身体……它能使你了解身边的一切，所以，早点儿和它成为朋友，你将会充满智慧。

《万物有科学》将藏在我们身边的科学挖掘出来，在轻松幽默的故事中和你一起探索科学的原理。该套书将向你介绍物理、化学、天文、地理和身体五大类别的科学知识，共分八册，涉及力、力的运动、机械、能量、声、光、电、磁、热、化学反应、化学元素、地理、太空和身体等多个科学范畴，内容覆盖初中物理、化学课本 80% 以上的内容，在写作过程中，还参考了小学科学课程标准，包括 800 多个知识点，将看似神秘难懂的科学常识转化为通俗易懂的情景故事。相信读过《万物有科学》以后，你会惊叹：哇，科学原来如此简单，科学竟然这么好玩！

为了让你将学到的科学知识动手实践出来，书中还精心设计了游戏实验环节，故事后面的游戏或小实验，从重力体验、自制连通器、制作美味的晶体棒棒糖和原子模型，到模拟洋流、地球公转、人体呼吸系统，应有尽有，各种各样的趣味实验不仅让你玩得过瘾，还能巩固知识，培养动手能力。

或许你对科学还不太了解，或许一提起科学，你脑海里浮现出的都是公式、实验、各种晦涩难懂的定律和原理，觉得科学既枯燥又无聊，还有那么一点儿让人害怕。这些都没有关系，《万物有科学》将带你走进包罗万象的科学世界，成为你发现世界、认识世界的桥梁。愿每一位读过《万物有科学》的小朋友从此都爱上科学，积极探索，收获生活中的智慧。

童心布马科学项目组

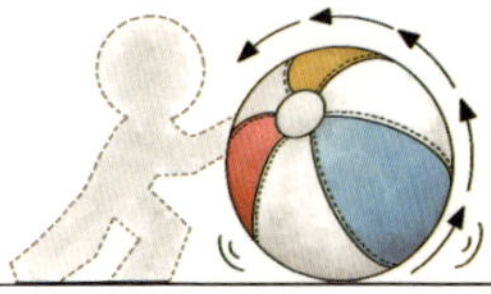

目录

我从哪里来

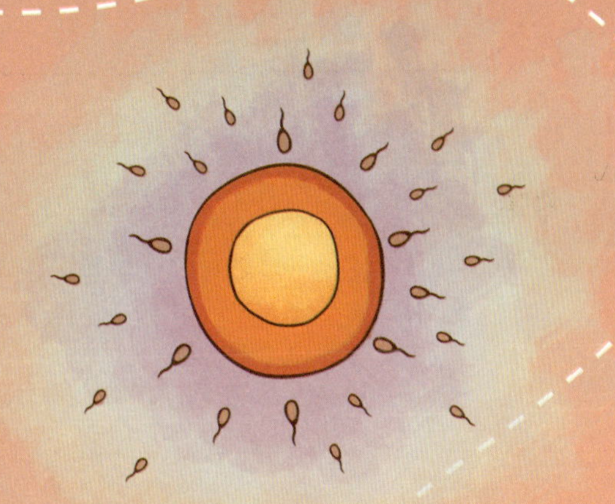

身体概念

精子和卵子

“我发誓，以后再也不吃鸡蛋了。”小鲁对阿布说。自从学校的生物角里饲养了一只小鸡，小鲁每次看见鸡蛋都会联想到它，这让人还怎么吃得下去呀。

幸好有同样热爱美食的肯博士在，他告诉小鲁：“尽管放心地享用鸡蛋，因为，超市里的鸡蛋是无法孵出小鸡的。”肯博士为什么如此肯定？因为超市里贩卖的鸡蛋一般都没有经过受精，所以孵不出小鸡。

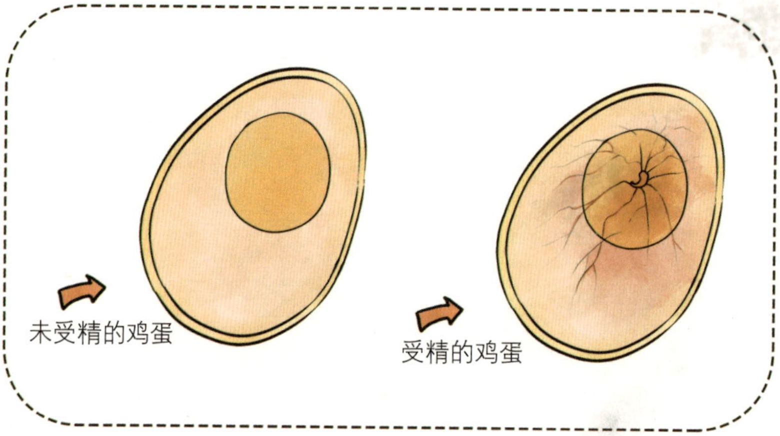

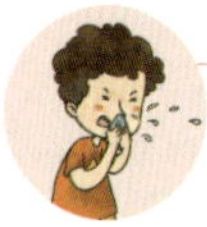

地球上的生物都会本能地繁衍后代，比如猫、狗这样的哺乳类动物会生育幼崽；鸡、鸭等禽类会产卵孵化出后代。受精就是其中一个重要的过程，在这个过程中，卵子和精子会结合在一起形成合子（即受精卵），孕育出新生命。

超市里的鸡蛋缺少了孵化小鸡最重要的一步，所以只能老老实实地做个鸡蛋了。

看着圆滚滚的鸡蛋，想象着小鸡孵化的过程，阿布突然想到了一个问题：“肯博士，我们人类是从哪里来的呢？”

是呀，人类自然和小鸡不同。肯博士回答：“人类的诞生都要归功于精子和卵子。这样吧，让我们穿越到书里，一起去见识一下它们的冒险旅程。”

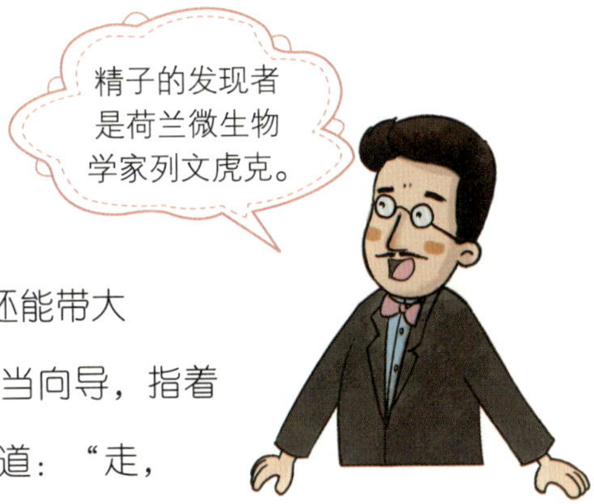

原来，肯博士发明出了神奇的缩小仪，不仅能把人变小，还能带大家一起钻进书里。肯博士开始充当向导，指着书里一大群白色的“小蝌蚪”说道：“走，让我们到那边去看看。”

三个人走近了才发现，它们并不是真正的“小蝌蚪”，肯博士告诉他们：“这些就是精子。它的数量非常惊人，能达到 2 亿个以上，都住在一个叫作‘睾丸’的器官里。别看它们长得几乎一模一样，但每个精子都有自己的特点，有的跳得高，有的跑得快，有的擅长计算，有的喜欢唱歌……”

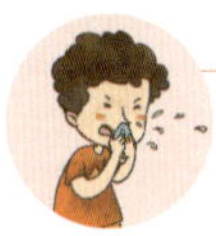

在爸爸的身体里，生活着一种肉眼看不到的细胞，我们称它为精子。它的长相很像小蝌蚪，大大的头里包含着遗传物质，后面一条长长的鞭毛像尾巴一样，能让精子灵活而快速地游动。别看小蝌蚪只有 2 厘米左右，它可比精子大出了 300 多倍呢。

这些精子快速地游动着，就像在进行一场激烈的比赛。小鲁忍不住问道："它们这是要赶去哪里呀？"

"当然是赶去和卵子见面了。"肯博士告诉他。卵子生活在妈妈的身体里一个叫卵巢的地方。卵子和精子不同，它是个"独生子"。虽然只有孤零零的一个，但它生活的环境既舒适又安全，有一层厚厚的糖蛋白外壳保护它。人类卵子的直径大约有 0.2 毫米，我们几乎能用肉眼分辨它了。

精子和卵子想要见面可不是一件容易的事，这是一段充满冒险的旅程，就像是一场激烈的马拉松竞赛，不同的是，所有的选手不但要互相竞争，还要彼此帮助。在漫长的旅程中，有些精子迷路了，还有一些因为疲惫而掉队，只有少数的精子能够顽强地继续前行，到达目的地。

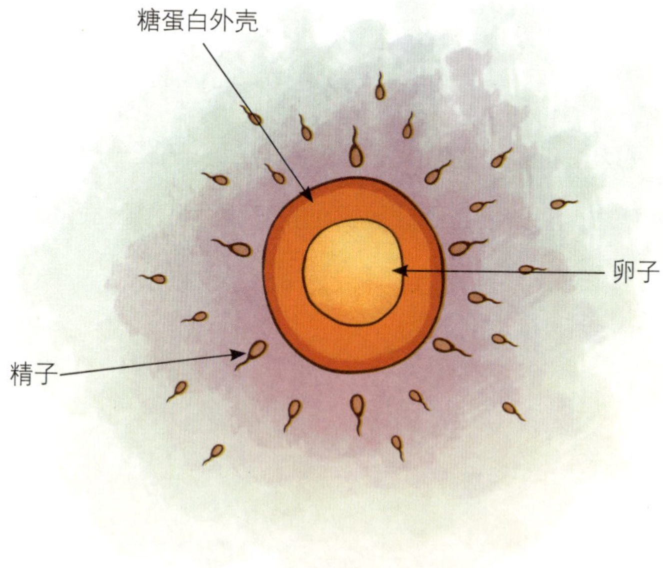

数亿个精子中只有少数能和卵子相遇

它们还要突破重重的障碍，对于它们来说，卵子外面那层厚厚的糖蛋白外壳就像铜墙铁壁一般。好在精子们有它们独特的秘密武器——水解酶，这种物质可以使部分糖蛋白水解。

每个精子的水解酶只能削薄一点点保护壳的厚度，用完水解酶的精子会被糖蛋白捕捉，粘住，失去运动能力，就这样，精子们相互协助，在保护壳上敲开一扇门，最终，只有一个精子能够突破防线，进入保护壳内。

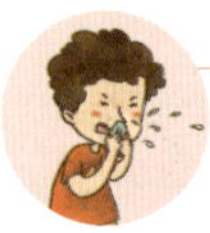

精子离开爸爸的身体后，由于环境的变化，一般只能存活 24 ~ 36 个小时，所以和卵子相遇，可以说是一场争分夺秒的旅程。能够进入保护壳的精子并不是游得最快的那一个，而是恰巧进入了那扇“幸运之门”。

这时，阿布又有了新发现：“你们看，精子钻到那个圆形的东西里去了。”肯博士欢呼起来：“那就是卵子，幸运的精子终于到达终点了。”

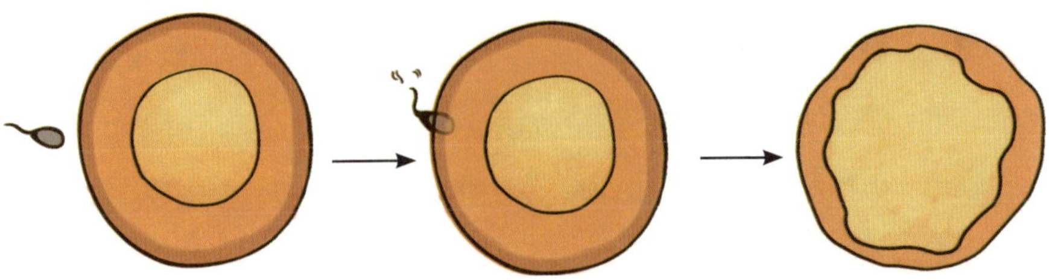

精子与卵子相遇　　精子正在努力地钻入卵子中　　精子进入卵子成功和卵子结合成为受精卵

绝无仅有的精子和卵子相遇了，看，精子正在努力地钻入卵子，它的头部已经钻进去了，尾部还在不停地游动，使自己完全与卵子结合。

生命的奇迹诞生了，精子和卵子结合成为受精卵。9 个多月后，这颗受精卵就会变成可爱的婴儿，诞生到世界上。

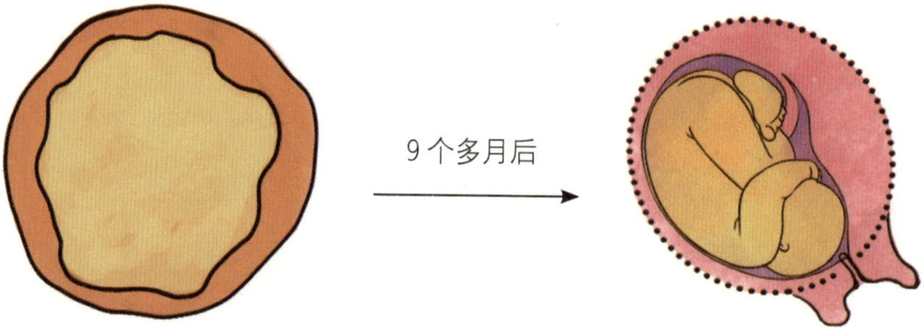

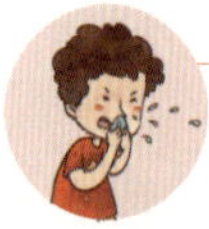

精子和卵子相遇、结合，大约需要 24 小时。每一个受精卵的形成都代表着一个新生命即将开始。

“这是概率学的必然，也是生物学的奇迹。”肯博士在这段精彩旅程的结尾，做了一番颇有哲理的总结。小鲁和阿布也在为这段奇遇惊叹，今天，他们总算知道了人类诞生的秘密。

原来，我们每个人都如此独特，不管你生活在哪里，是男孩还是女孩，要记住，我们都曾是亿万分之一的幸运儿呢。

思考

精子和卵子分别生活在哪里？为什么说我们每个人都是亿万分之一的幸运儿？

小实验

小金鱼诞生了

你想知道一颗小小的鱼卵是怎样变成一条活泼美丽的小金鱼的吗？一起来做个实验观察一下吧。

安全提示： 此实验需有家长陪同进行，与动物接触后要及时洗手，注意保持卫生

实验准备： 受精金鱼卵若干，大鱼缸，水草，晾晒过的清水

实验过程：

1. 在鱼缸里倒入晾晒过的清水，将水草连同鱼卵一起放入鱼缸中；

2. 将鱼缸放在向阳通风的地方；

3. 观察鱼卵，2 ~ 3 天鱼卵上会出现小小的黑点，这就是小金鱼的头部；

4. 3 ~ 5 天后，黑点扩大了一倍，这时小金鱼的身体也开始形成了；

5. 7 天左右，小金鱼就孵化出来了；

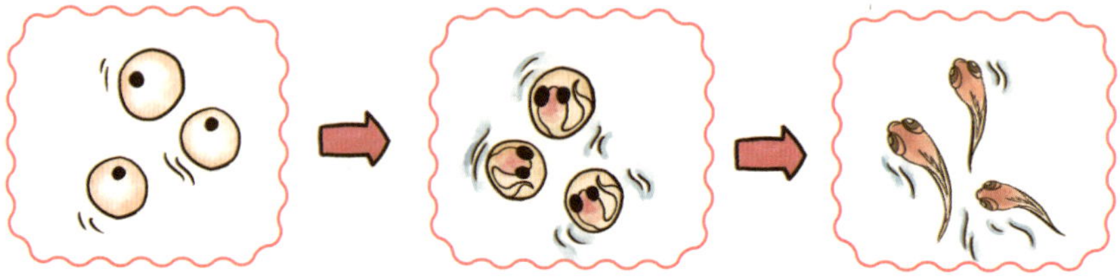

观察鱼卵，2 ~ 3 天鱼卵上会出现小小的黑点，这就是小金鱼的头部

3 ~ 5 天后，黑点扩大了一倍，这时小金鱼的身体也开始形成了

7 天左右，小金鱼就孵化出来了

6. 开始几天，小金鱼会附在缸底不吃不动，这时不要惊扰它，也不要拿走水草，等它们可以自由游动了，喂食一些小水蚤，保持缸里的水清洁，小金鱼就可以健康长大了。

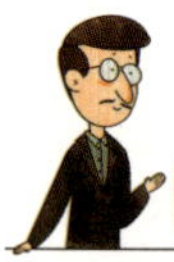

肯博士说

- 精子是雄性生物的生殖细胞，由睾丸产生。正常成年男子每次可以排出 2 亿左右个精子。
- 卵子是雌性生物的生殖细胞，卵子是球形的，人类的卵子直径只有大约 0.2 毫米。和精子相比，卵子数量非常稀少，每月仅有 1 个成熟卵子从卵巢排出到输卵管。
- 精子和卵子结合被称为受孕或受精。受精后的卵子成为受精卵，开始通过输卵管慢慢向子宫腔移动，大约 7 天就可以到达子宫，在那里吸取营养，逐渐发育成胎儿。
- 除了人类，动物和植物也会产生精子和卵子。

你是男孩，我是女孩

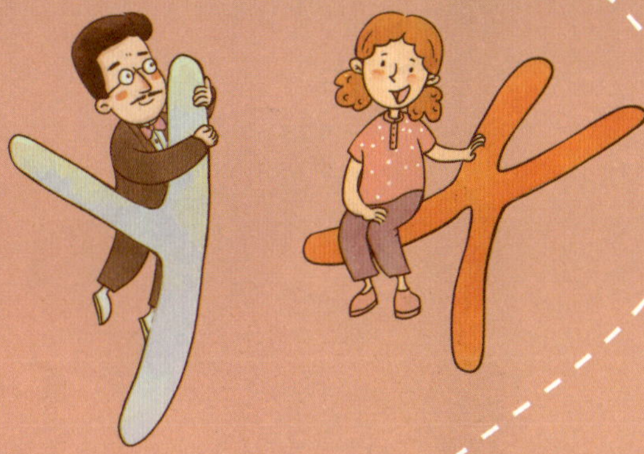

身体概念

染色体

下个月学校有一场童话剧表演，阿布很想参加，可报名时才知道，还没有确定演员的角色只剩下“灰姑娘”了。

“唉，要是早点儿报名就好了。”阿布后悔得捶胸顿足。小鲁给他出主意，让他不如去试试灰姑娘的角色。可灰姑娘是女孩子呀，阿布还从没试过反串角色呢，他连连摇头，这难度也太大了。

“这有什么难的？”小鲁给他打气，“扮成女孩子不过就是穿上裙子，留长头发嘛。”

负责报名的小米不同意了：“穿裙子、留长发的就一定是女孩子吗？贝多芬的头发就很长，苏格兰地区的男人们也有穿裙子的习惯，他们明明都不是女孩子。”

于是，小鲁和小米因为“男孩女孩”争吵了起来。阿布只好找来了肯博士帮忙劝架。

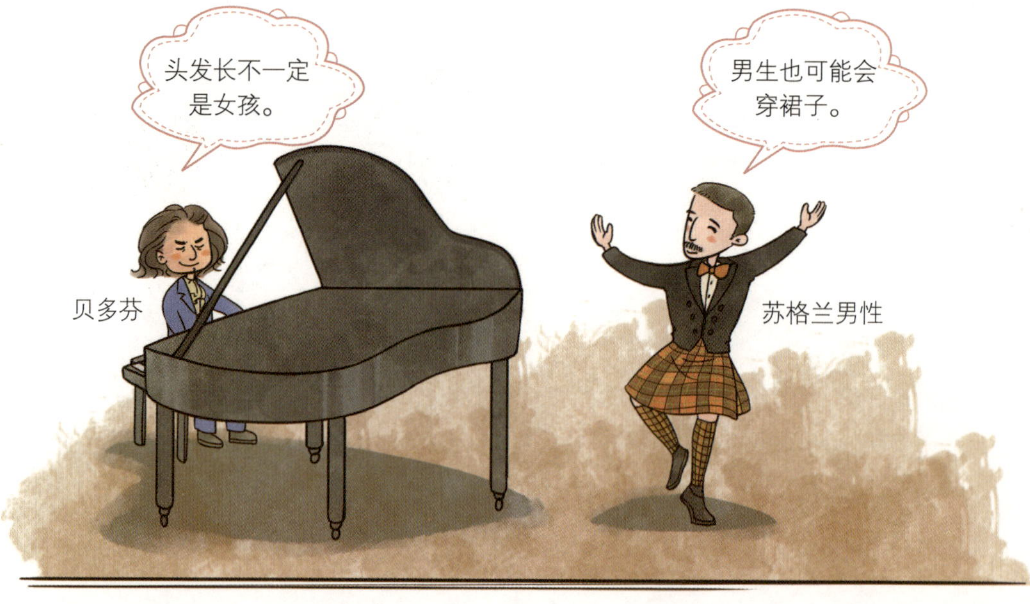
头发长不一定是女孩。
男生也可能会穿裙子。
贝多芬
苏格兰男性

肯博士弄明白了事情的缘由，说道："你们说得都不完全正确，在我们的身体细胞内，有一种重要物质——染色体，就是它决定了你是男孩还是女孩。"

小鲁和小米果然停止了争吵，开始好奇地追问关于染色体的事情。

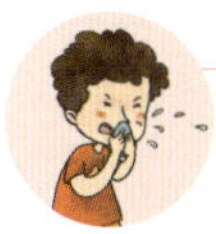

染色体不但决定了人类的性别，还将我们与其他动植物区别开来。比如人类有 23 对染色体，家兔有 22 对，鸽子有 40 对，向日葵有 17 对。只有具备成对染色体的生物才能繁殖下一代，那些不具备成对染色体的生物往往无法繁殖后代，最典型的例子就是骡子。

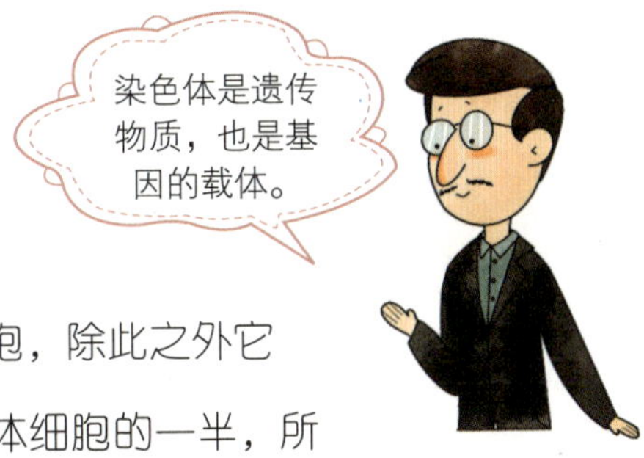

肯博士告诉他们："染色体通常是成对出现来实现功能的，所以又被称为二倍体。有繁殖能力的动物，常具备精子、卵子这两种性细胞，除此之外它们还携带着性染色体，且数目仅有体细胞的一半，所以又被称为单倍体。当精子和卵子结合成为受精卵之后，它们才会成为二倍体。二倍体形成的阶段就是决定人类性别形成的重要时刻了。"

肯博士拿出了两个怪模怪样的模型，说："这就是染色体了，你们看，这两种染色体像什么？"

小鲁马上回答："很像英文字母 X、Y。"

小鲁说得没错，来自妈妈体内的卵子细胞仅携带一种被称为"X 染

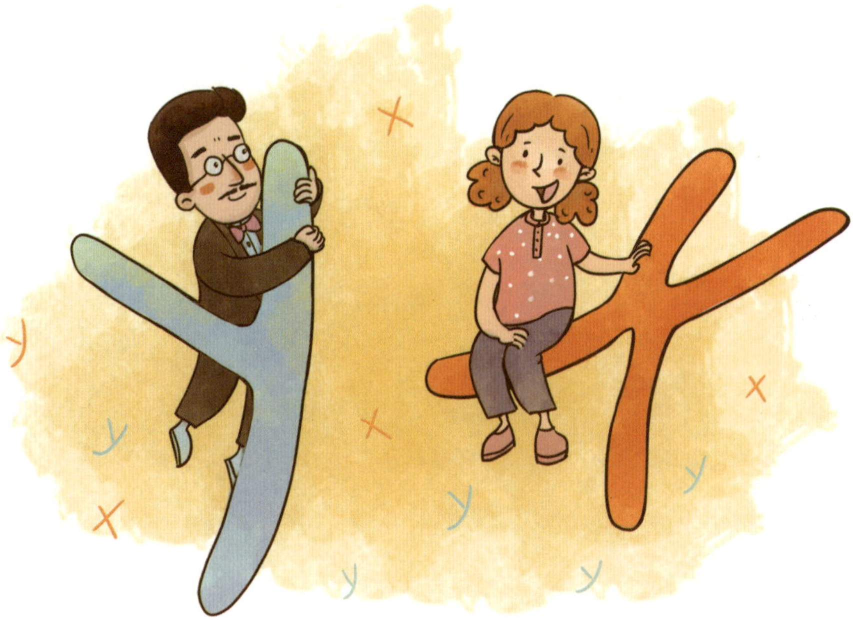

色体”的性染色体，而爸爸体内的精子细胞中有一部分携带 X 染色体，另一部分精子细胞则携带了个头比 X 染色体要小的 Y 染色体，这两种精子细胞的数量基本相等。人类的性别就和性染色体有直接的关系：拥有“XX”型同型性染色体组的就是女孩，拥有“XY”型异型性染色体组的就是男孩。

所以，当精子与卵子细胞结合，形成受精卵的时候，如果是携带 X 染色体的精子细胞与卵子细胞结合，形成“XX”型受精卵，那生出来的小宝宝就是女孩；如果是携带 Y 型染色体的精子细胞与卵子细胞结合成为“XY”型受精卵，那日后出生的宝宝就是男孩。

“所以，生出来的宝宝是男孩还是女孩，是由爸爸决定的，对吗？”阿布真是聪明，不但搞懂了性别的由来，还学会了举一反三。

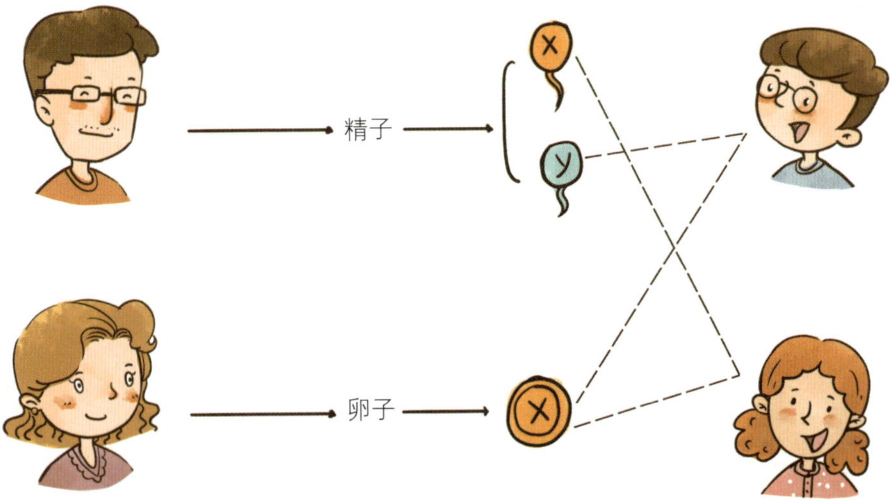

古时候，不论中外都出现过很多关于决定宝宝出生性别的错误观点，比如“酸儿辣女”“肚尖男孩肚圆女孩”，等等。在18 世纪的法国，一种关于“左睾丸的精液可以生出男孩、右睾丸的精液可以生出女孩”的错误观点更是让不少人吃了大亏。

小鲁也明白了：“这么说，我和阿布都具有 XY 染色体，小米具有的是 XX 染色体。”

肯博士点了点头：“所以，留不留长发，穿不穿裙子，都不是关键，染色体才是辨别性别的关键。”

看来，肯博士还没忘记刚才的争吵，小鲁和小米都不好意思地笑了。小朋友，你弄懂性别的由来了吗？快去把染色体的秘密分享给你的小伙伴们吧。

思 考

我们的性别是由什么决定的？你还记得人类有多少对染色体吗？

小实验

推测染色体概率

小朋友，你班上男孩和女孩的数量一样多吗？其实，男孩和女孩降生的概率是近乎相等的，如果不相信，我们可以做个小实验测试一下。

安全提示： 此实验需有家长陪同进行；实验中不要把棋子放入口鼻耳中，以免发生危险

实验准备： 不同颜色小口袋各 1 个，白色围棋子 45 枚，黑色围棋子 15 枚

实验过程：

1. 假设 1 号口袋代表爸爸，2 号口袋代表妈妈；

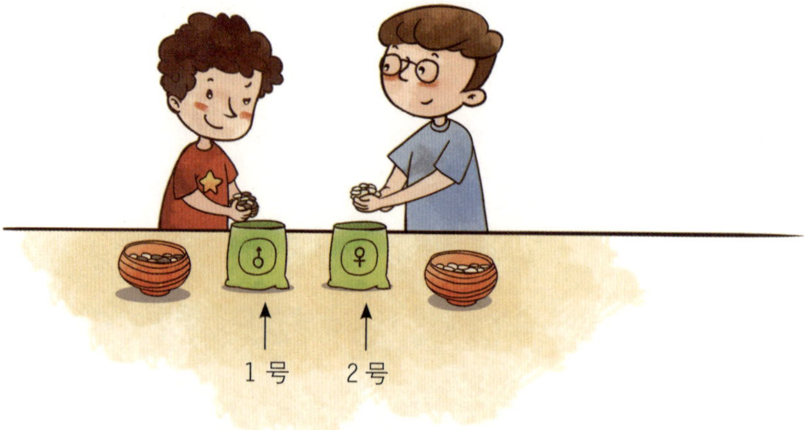

2. 将 30 枚白棋子放入代表妈妈的口袋，剩余 15 枚白棋子和 15 枚黑棋子一起放进代表爸爸的口袋，并使黑白棋子混合均匀；

3. 从两个口袋中同时拿出 1 枚棋子，然后放在一边，并记录下结果；

4. 同样的行为进行 10 次后，统计记录结果；

5. 反复多次进行实验，并观察实验结果。

实验原理： 实验中，白色棋子代表 X 染色体，黑色棋子代表 Y 染色体。实验显示，代表爸爸的黑、白棋子比例相等，也就是说，它们分别与代表妈妈的白色棋子组合的机会相等，即生男生女的概率几乎相同。

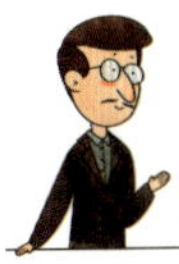

肯博士说

- 染色体：一种由 DNA 与蛋白质螺旋形成的超微小结构，仅在细胞分裂时才出现。
- 染色体之所以被称为染色体，是因为早期科学研究中，低倍显微镜下，细胞内仅有染色体可被染料染色观察到，因此被取了“染色体”这一名字。
- 人类的染色体可分为两种类型：常染色体和性染色体。人类细胞有 23 对染色体，其中包括 22 对常染色体和 1 对性染色体。

螺旋生命之绳

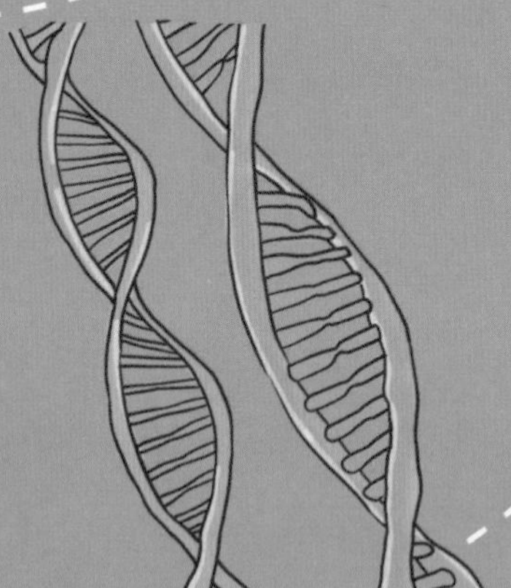

身体概念

DNA

布马小镇的博物馆里正在进行古代文字系列展出，其中有一样展品实在让人摸不着头脑，那是几根草绳，上面还打了绳结。

这和文字有什么关系呀？观看展览的人议论纷纷。小鲁和阿布也在其中，好在博学的肯博士和他们同行，全靠他，大家才知道了答案：在古人发明文字之前，经常会用结绳的方式代替语言来记录发生了什么事。

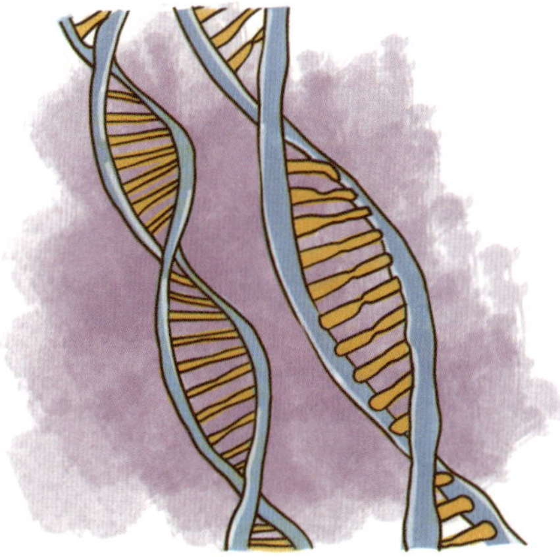
DNA 结构立体图

看到大家一副恍然大悟的样子，肯博士心里别提多得意了，他告诉小鲁和阿布："这没什么了不起，我们的身体里也有这样的'绳结'，它是专门用来记录生物生命信息的。"

绳结在哪里？小鲁和阿布开始互相查看起来，当然，他们什么也没找到。其实，肯博士所说的"绳结"叫作脱氧核糖核酸，也就是我们常说的 DNA，由核苷酸组成，作为染色体构成的一部分存在于我们身体里的细胞核内。

DNA 真的和绳结很像吗？如果见过它的样子，你就明白了。DNA 就像是两根螺旋并行的长绳，长绳上排列着不同顺序的"绳结"——含氮碱基，而这就是用来记录生命语言的基本结构。长绳的骨架是多核苷酸长链，两条长绳围绕着中心轴旋转，由含氮碱基间的氢键相连接，它们所蕴含、记录的遗传信息如同指令一样，指导着地球上所有生物的生长与发展。

小鲁是个恐龙迷，他马上想起了那部经典的科幻电影《侏罗纪公园》，忍不住兴奋地问道：“肯博士，恐龙也有DNA吗？”

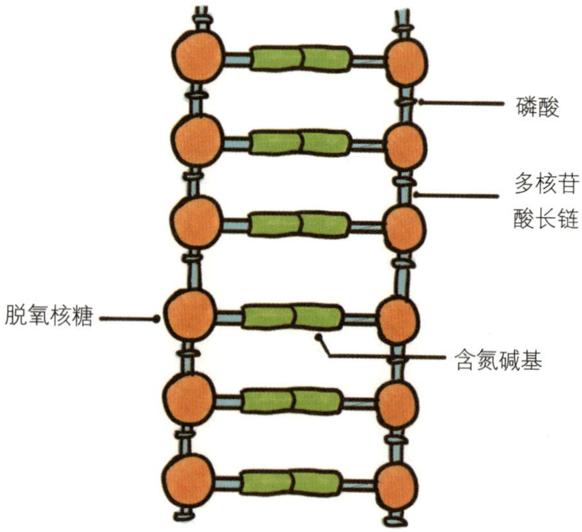

DNA结构平面图

不错，恐龙也拥有自己的DNA，DNA存在的历史比人类存在的历史可要久远多了。别看DNA在地球上存在这么久，可直到近代它才被人们发现、认识、了解。原因就是DNA实在太小了，而且它的功能难以被单独区分。

19世纪，一位名叫米歇尔的医生在偶然的机会下，在病人使用过的绷带上发现了一些只有用显微镜才可以观察到的物质，由于这种物质只存在于细胞核内，所以米歇尔医生给它起名为“核素”。直到20世纪，借助了X射线衍射成像技术，DNA的基本构型——双螺旋形态才被沃森、克里克、威尔金斯和富兰克林等科学家验证出来。

DNA有多小呢？双螺旋结构的直径仅有2纳米，如果与我们的头发直径作比较，一根较细的头发直径也是这个结构的30000倍。

纳米是一个很小的长度单位，1 毫米 = 1000 微米，1 微米 = 1000 纳米。

虽然人们认识 DNA 的历史并不很长，但通过科学家的不懈努力，DNA 技术已经被应用到了各个领域。比如鉴定父母与孩子之间的关系，我们已经知道了，人类有 23 对染色体，同一对染色体同一位置上的一对基因被称为等位基因，一般一个来自爸爸，一个来自妈妈。如果通过检测，

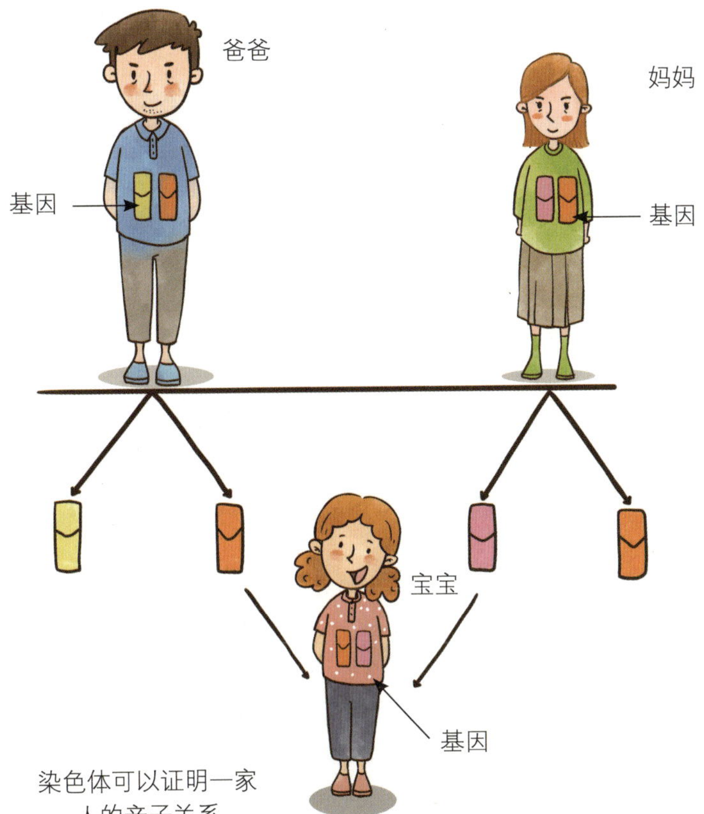

染色体可以证明一家人的亲子关系

孩子某个 DNA 位点的等位基因，一个与妈妈相同，另一个与爸爸相同，那么这无疑就是相亲相爱的一家人了。

除了极其特别的例子，每个人的基因都是独一无二的，就像我们手指上的指纹一样，所以 DNA 也是警察侦查案件确定嫌疑人身份的重要手段之一。这个情景，相信大家在电视节目中都曾看到过。

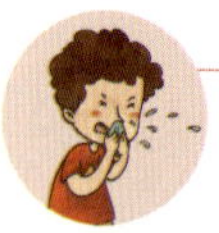

人类的疾病基本上都直接或间接与基因有关，所以，科学家们已经开始着手研究基因治疗方案，一些治疗疾病的有效药物，比如干扰素和一些新型抗生素都是通过研究基因获得的。

令人们争论不休的克隆技术也和基因有关。比如著名的克隆羊多莉，就是利用克隆技术繁殖出来的。它没有爸爸，但有 3 个妈妈，一个提供 DNA，一个提供卵子，一个负责孕育生下多莉。猜猜看，多莉的样子和谁

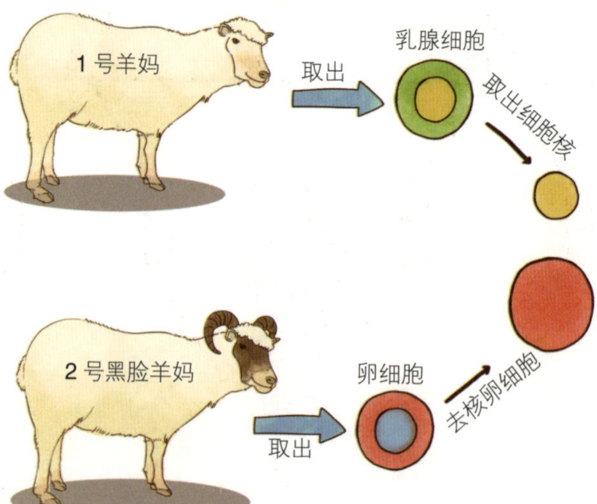

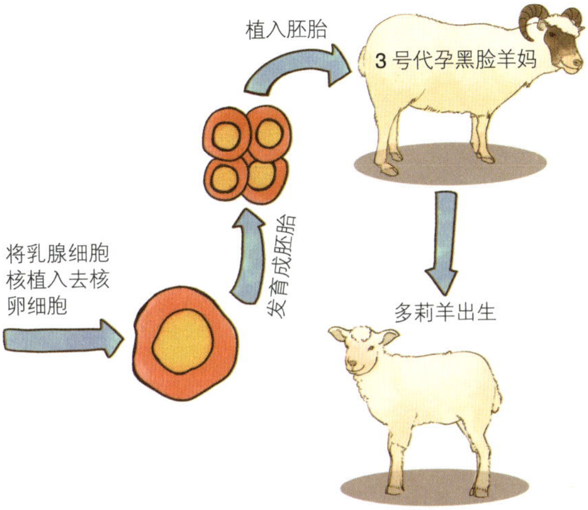

多莉和它的 DNA 妈妈 1 号羊一模一样，它们体内的基因也是相同的

最像？没错，多莉和它的DNA妈妈一模一样，它们体内的基因也是相同的。

不过克隆技术还存在很多缺陷，首先，克隆的成功率非常低，同时，克隆动物的寿命都很短，而且很容易患病，所以，克隆和人们想象的不同，并不是一种完美的复制。

“原来 DNA 这么有趣呀，”小鲁又开始了幻想，“那我可要多了解一些它的知识，说不定有一天，我真的可以克隆出恐龙呢。”

肯博士也很喜欢恐龙，不过很遗憾，科学家们还没有完全破解恐龙 DNA 的组织方式，所以我们想和恐龙亲密接触恐怕还要等上很久呢。

思考

DNA是什么？它是什么样子的？

小游戏

不一样的DNA

动动手，为下面的 DNA 涂上你喜欢的颜色吧。

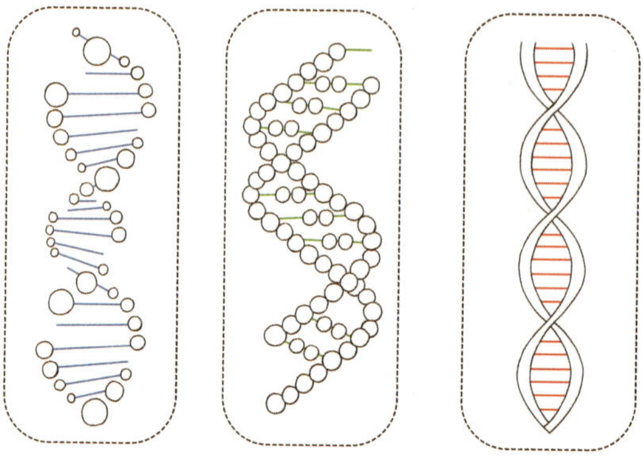

肯博士说

- DNA 叫作脱氧核糖核酸，由核苷酸组成，作为染色体构成的一部分存在于我们身体里的细胞核内。
- 基因工程：拼接基因、重组 DNA 技术的统称。这是一种具有高科技含量的复杂技术，在分子水平上对外来基因进行修饰或重组，将其重新导入接受它的细胞内，使这条被调整过后的基因可在受体细胞内进行复制、转录及表达。
- 克隆是指生物体通过体细胞进行的无性繁殖，以及由无性繁殖形成的基因型完全相同的后代个体组成的种群。

身体里的河流

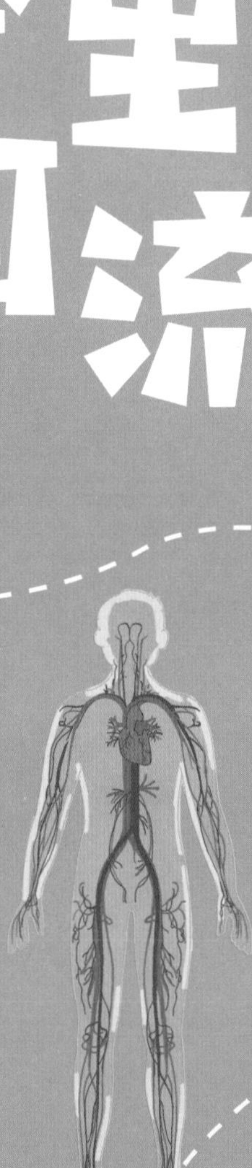

身体概念

循环系统

小鲁、阿布和肯博士刚刚从神秘的太空旅行回来，这可真是一次难得的体验。小鲁最喜欢闪耀的银河系，阿布倒是觉得，从宇宙里观望地球是一件特别有意思的事。

“地球果然是蓝色星球呀。”阿布感慨地说道。

肯博士回答：“那当然，别看我们脚下的行星叫地球，实际上它是一颗‘水球’，地球表面的$\frac{3}{4}$都被水覆盖着。”

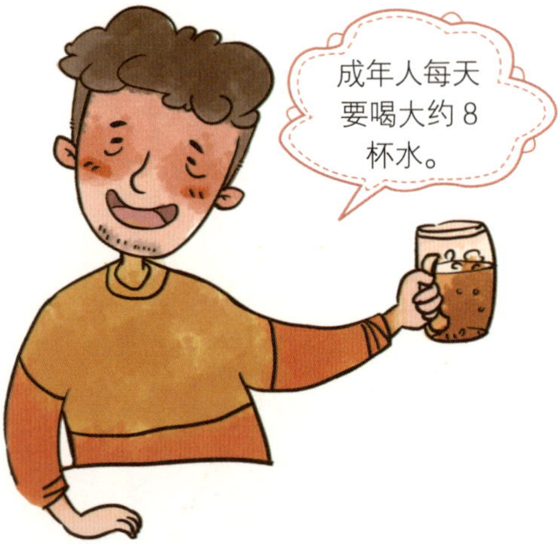

你们知道吗？我们人类也可以说是“水”做的。一个健康的成年人，身体里的水甚至占到将近体重的70%。

“哇，人体里有这么多水，怪不得妈妈总是叫我多喝水了。”小鲁听了，忍不住吐了吐舌头。

这些水分约11%存在于我们的血液中，大部分血液在我们的身体里循环流动，还有少部分的血液储存在肝脾等内脏中，用来应对紧急情况。

阿布猜测道：“我们的身体里应该有很多‘管道’吧？不然这些血液是怎么被送到身体各部位去的？”

阿布猜对了，我们全身都分布着连续封闭的管道系统，即使是最先进的城市水源供应系统也不能和它相媲美，这就是循环系统，它是专门负责运输和调配我们身体里液体流通的连续、封闭系统。循环系统包括心血管系统和淋巴系统。

学校的生物教室是最佳的课堂，于是三个人商量一番，跑到了那里。果然，肯博士找到了一个心血管系统的模型。从模型上可以看到，心血管系统由心脏、动脉、静脉、毛细血管网组成，它们配合默契。其中，心脏就像一台不会停转的发动机，动脉则充当管道，把心脏输出的血液运送到全身各器官中。静脉与动脉相反，它主要负责将全身各器官的血液运送回心脏。和动脉与静脉相比，毛细血管不但微细，而且管壁很薄，在毛细血管内，血液与器官、组织完成物质交换，使它们都能够获得充分的生存物资去支持我们身体各项功能的运行。

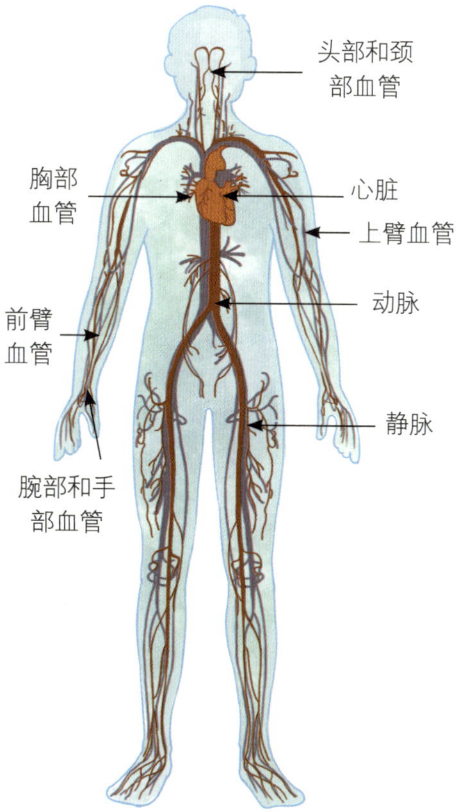

心血管系统

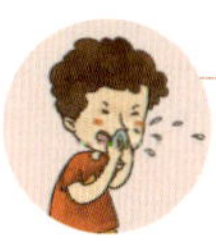

动脉和静脉血管向全身供应血液的过程被称为体循环。血液经由心脏送至肺部，由肺给它们重新“充气”，补氧排碳后，新鲜富氧的动脉血就被制造出来了，送至心脏后由这台发动机重新泵入全身，这个过程被称为肺循环。

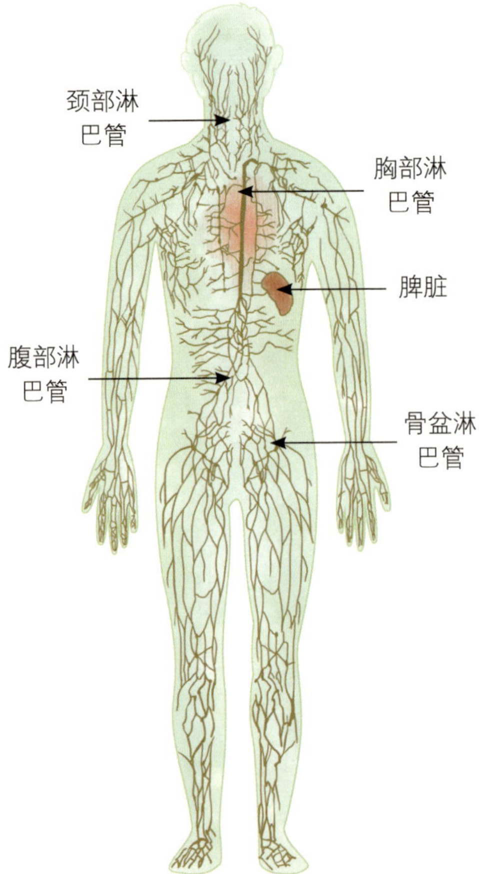

淋巴系统

小鲁和阿布围着模型左看右看，想要弄清每一条“管道”，可动脉、静脉、毛细血管交杂在一起，实在是太复杂了，没看一会儿，他们就头晕眼花了。看来，人体构造真是奇妙又难以理解呀。

肯博士不屑地表示：“这算什么复杂，你们还没见识到人体内的防御功能系统呢。”

肯博士所说的防御功能系统就是遍布我们全身的淋巴系统，它由淋巴管道、淋巴器官、淋巴组织构成。

淋巴系统有它独特的功能，它不但可以清除身体内的细菌和异物，同时，它还在淋巴管道上设置了很多“哨卡”，防止微生物和病菌的入侵，其中最典型的例子就是扁桃体发炎。

小鲁就有过扁桃体发炎的经历，不但嗓子疼，而且还会发烧。肯博士告诉他：“扁桃体就是淋巴系统为了看守咽喉要道设立的检查站，当有病菌潜入时，那里就会发生激烈的阻击战。”

淋巴细胞就是驻守在人体内的警卫，它们不但要抵御病毒、细菌和污染物的攻击，还要负责清理新陈代谢后的废物，同时还能修补受损的器官和组织。

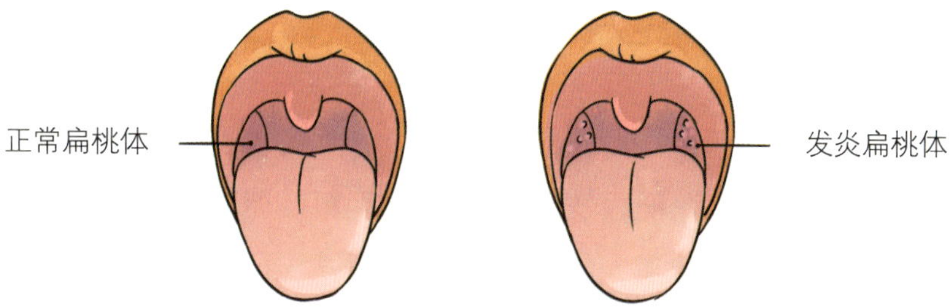

“淋巴系统真了不起！”小鲁和阿布都被感动了。肯博士告诉他们，多喝水，均衡饮食，适量运动，才能更好地帮助我们身体里的淋巴系统。

循环系统就像隐藏在我们身体里的河流，它为我们提供动力、能量，又为身体抵御病毒侵害提供保护，可以说是当之无愧的生命之河了。

思考

循环系统包括什么？为什么循环系统又被称作生命之河？

小实验

血液循环的秘密

和爸爸妈妈一起来做个小实验，开启神奇的血液循环之旅吧。

安全提示：此实验需有家长陪同进行，实验用过的色素勿再食用

实验准备：10 厘米导管 2 个，15 厘米导管 2 个，注射器 2 个，红色食用色素，单向阀 2 个，三通接头 2 个，短导管 2 个

实验过程：

1. 一个单向阀与 10 厘米导管连接，另一个单向阀与 15 厘米导管连接；

2. 取出三通接头，将 10 厘米导管和 15 厘米导管连接在一起，注意，连接后两个单向阀的方向相反；

3. 两个短导管分别插在两个三通接头上；

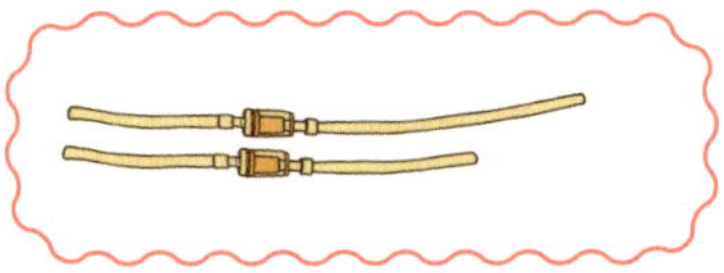
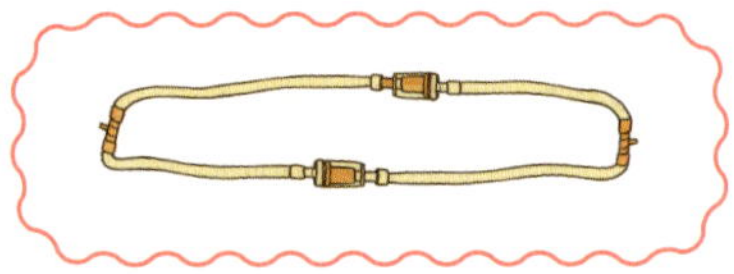
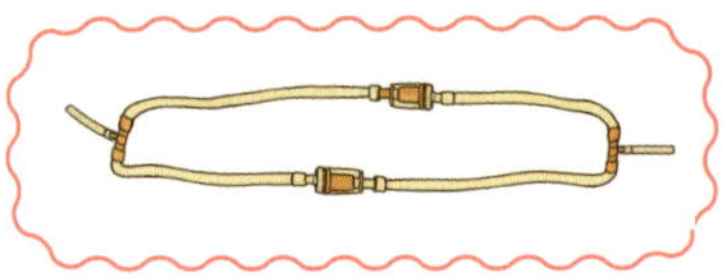
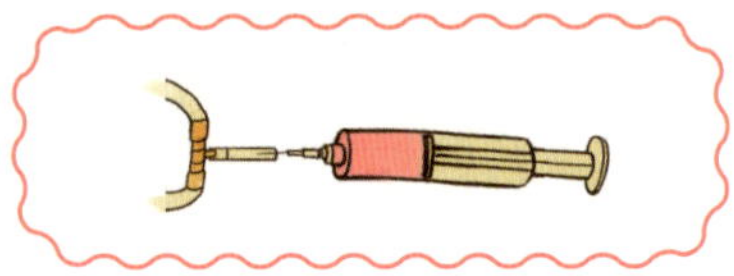
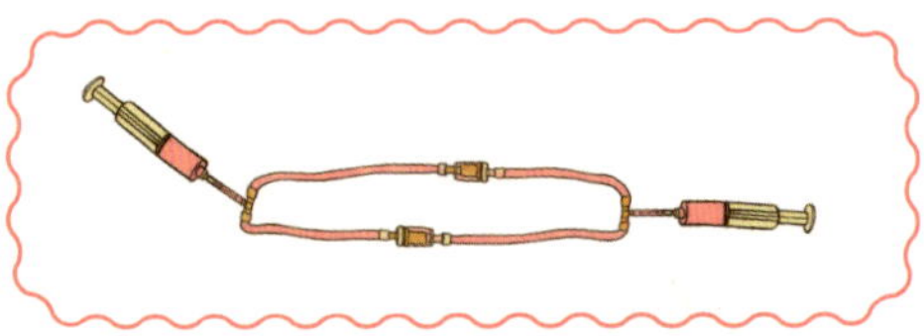

4. 注射器吸满红色色素，再将注射器分别与两个短导管连接；

5. 分别按压两个注射器，就可以进行血液循环的模拟实验了。

实验原理：我们的注射器和导管以及单向阀一起构成了一个封闭的

环境，用左边的注射器模拟左心室，右边的注射器模拟右心室。左边按压注射器，由于压强的作用力，把“左心室”的“血液”推向“右心室”，中间的单向阀门相当于心脏中的心脏瓣膜，防止“血液”回流，右边同理。

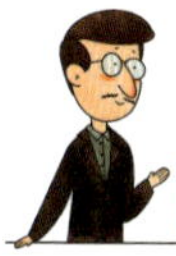

肯博士说

- 循环系统包括心血管系统和淋巴系统，它是专门负责运输和调配我们身体里液体流通的连续、封闭系统。
- 心血管系统由心脏、动脉、毛细血管和静脉组成，它是一个密闭的循环管道，血液在其中流动，将氧、各种营养物质、激素等供给器官和组织，又将组织代谢的废物运送到排泄器官。
- 淋巴系统是人体内重要的防御系统，它由淋巴管道、淋巴组织和淋巴器官组成。淋巴系统遍布全身，一方面引流淋巴液，清除机体内的异物、细菌等，另一方面淋巴系统是身体防御的前哨，分散于身体各部分的淋巴结好似一个个过滤装置，可有效阻止微生物通过淋巴管道进入身体。

会呼吸的大树

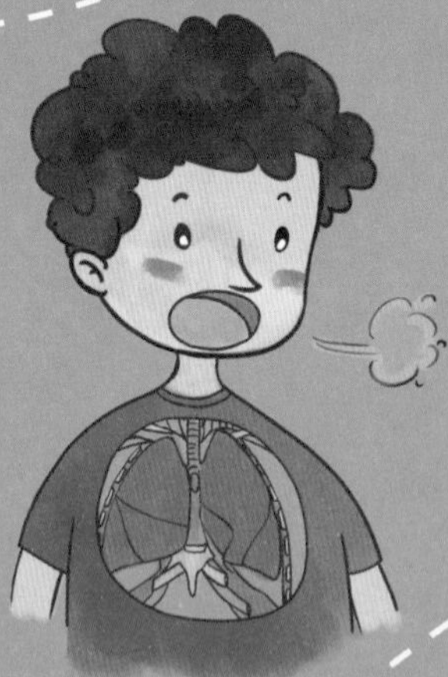

身体概念

呼吸系统

自从和肯博士去太空旅行归来，小鲁就迷上了和外星人有关的电影，他把《E.T.外星人》《星际宝贝》《疯狂外星人》通通看了一遍，看过之后，还不满足地对好友阿布和肯博士说："唉，要是我们也能生活在外太空就好了，那样我就可以和外星人做朋友了。"

这个主意让肯博士吓了一跳："那可不行，我们人类可是需要呼吸的，外太空没有氧气，在那里我们无法生存下去。"

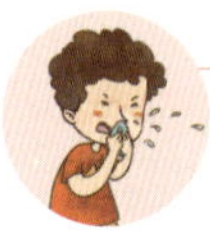

没有食物，人类最多可以存活一个月；没有水，生命仅仅能维持一个星期；如果不呼吸，人类只能坚持3分钟上下。可见，呼吸对生命是至关重要的。

我们的身体里有一棵会呼吸的"大树"，它能够为人体提供不可缺少的氧气，并呼出二氧化碳，这就是呼吸系统，它由上呼吸道和下呼吸道组成。鼻、咽、喉被称为上呼吸道；气管及其以下的支气管、肺脏部分被称为下呼吸道。

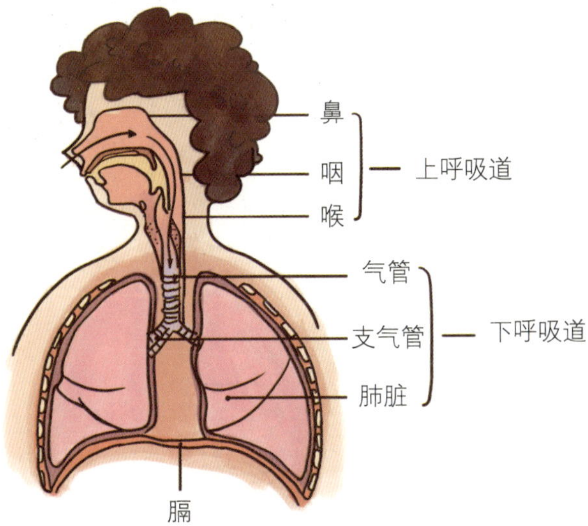

呼吸系统

上下呼吸道在胸腔内如同一棵倒悬的大树，很长又很狭窄的上呼吸道是树干；下呼吸道的气管下又分为各级大大小小的支气管，好像不断分叉的树枝一样；肺脏内围绕的细小支气管分布着密密的肺泡，肺泡以及包围着肺泡的微小毛细血管网络就像树叶，每一片都是呼吸作用的小单元。当它们一起工作时，新鲜的氧气被吸入体内，体内的细胞利用氧气释放能量来维持生命，同时在这个过程中排出二氧化碳。

肺泡是肺部气体交换的主要场所，同时也是呼吸功能的基本单元。它们就在气管分成的细小支气管反复分支、折叠后的最末端，形状就像一个球囊。正常人体内肺泡的数量在 4 亿个左右。

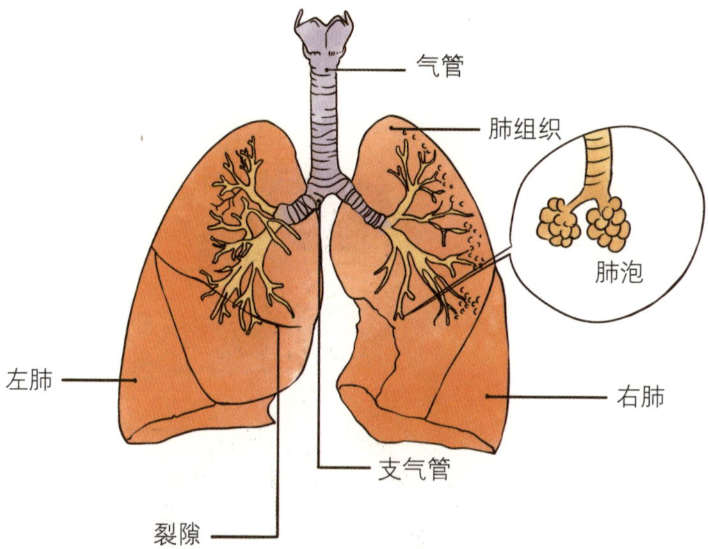

看来小鲁移居外太空的梦想暂时是不可能实现了，好在他又有了新的关注点：为什么我们每次呼吸，胸部都会上下起伏呢？

肯博士回答：“呼吸时胸部上下起伏只是表面现象，其实这是肺部在扩张和收缩。”

看，这就是肺部在我们胸腔内的样子。肺所处的胸腔内部是一个负压环境（即胸腔内部的空气压力小于胸腔外的大气压力），四壁布满了丰富的呼吸肌，其中最重要的呼吸肌位于胸、腹腔之间，被称为膈肌。现在，你可以试一试，深吸一口气，这时空气通过气管进入肺部，肋间肌便会牵引着胸廓向上向外做运动，膈收缩变平，使胸腔的容积扩张，所以胸部感觉向外鼓起。如果是呼气呢？胸腔收缩，肺部也开始收缩，气体从肺部排出，所以你会觉得胸部瘪下去了。

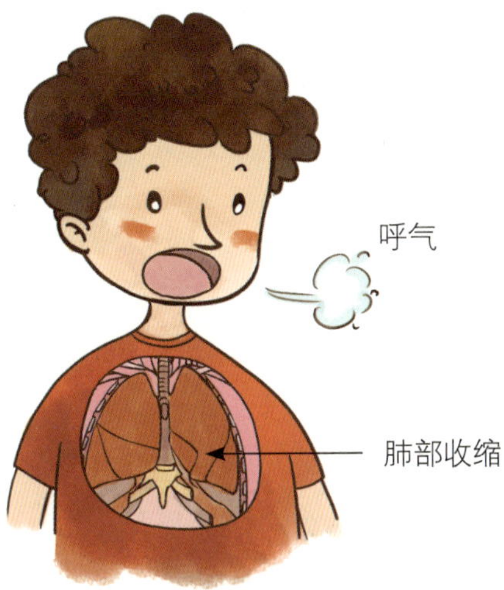

呼气时气体从肺部排出

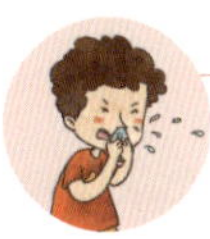

肺活量是指吸气到最大幅度后，将气体全部呼出至不能呼气为止的量。下次体检时，小朋友可以仔细留意一下。

除了为人体提供氧气，呼吸系统还肩负着防御作用，比如鼻腔内的鼻毛会将细菌、灰尘、病毒拦住，将它们“抽”出体外，不让它们进一步进入呼吸道内，而与鼻腔连接的气管，它的表面也会不断地分泌黏液，将灰尘、细菌中的“漏网之鱼”包裹住，以痰液的形式将它们送出体外。如果还是有细菌、灰尘攻破了前两道防御网，那么肺里的巨噬细胞就会出动，消灭它们。

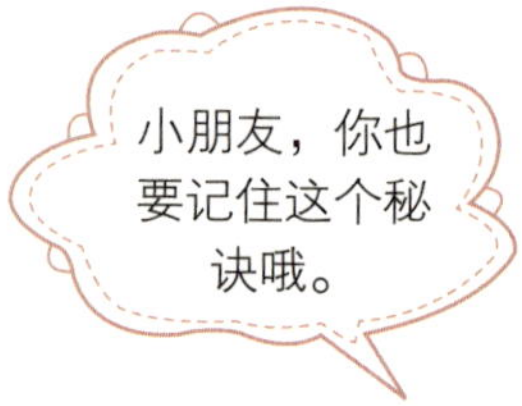

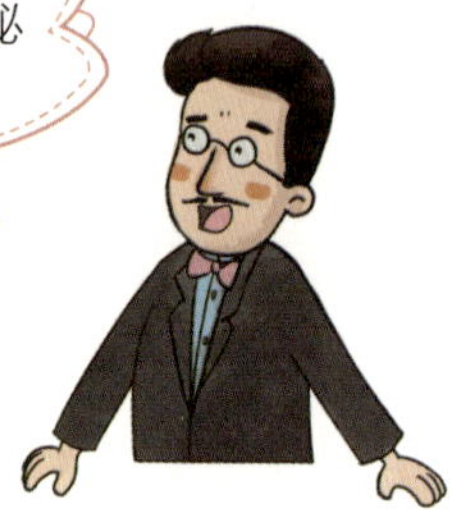

看到了吗？这棵生长在体内的“大树”可是我们赖以生存的宝贝，肯博士向小鲁和阿布传授了一个使它更加强健的秘诀：多喝水滋润它，遇到烟尘戴口罩保护它，多做有氧运动锻炼它。你记住了吗？

思考

呼吸系统由什么组成？为什么我们呼吸时胸部会鼓起来？

小实验

模拟肺部呼吸

小朋友，你想看看肺部是怎么工作的吗？让我们来做个肺部呼吸的模拟实验吧。

安全提示：此实验需有家长陪同进行，使用剪刀时注意安全

实验准备：气球 2 个，皮筋 2 根，吸管 1 根，塑料瓶 1 个，打孔器，热熔胶

实验过程：

1. 塑料瓶盖和底部分别打上一个孔；

2. 取一个气球，剪掉上半部分，充气口打结，然后套在塑料瓶底，再套上一个橡皮筋固定；

3. 另一个气球套在吸管上，并用橡皮筋固定；

4. 将塑料吸管插入瓶盖内，并用热熔胶封住小孔的缝隙；

5. 拧紧瓶盖，就可以开始实验了。向下拉瓶底的气球，瓶内的气球就会鼓起来；松开瓶底的气球，瓶内的气球就会瘪下去。

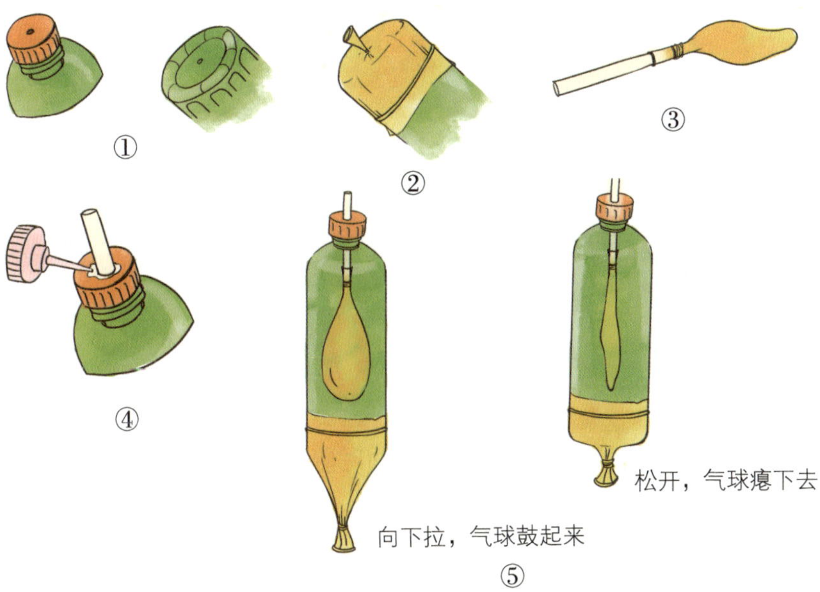

实验原理：吸管相当于呼吸道，内部气球相当于肺，底部气球相当于膈，也就是胸腔底部的肌肉，膈收缩时胸腔放大，膈松弛时胸腔缩小。向下拉底部气球时，瓶内气球鼓起，就像我们在吸气，膈肌收缩，肺部扩张；松手时瓶内气球瘪下去，就像我们呼气，膈肌舒张，肺也跟着回缩。

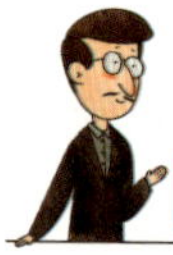

肯博士说

- 呼吸系统通常是由上下呼吸道组成，医学界通常将鼻、咽、喉称为上呼吸道，气管及其以下的肺脏、支气管部分称为下呼吸道。
- 肺泡是肺部气体交换的主要场所，同时也是呼吸功能的基本单元。它们就在气管分成的细小支气管反复分支、折叠后的最末端，形状就像一个球囊。正常人体内肺泡的数量在4亿个左右。
- 肺活量是指吸气到最大幅度后，将气体全部呼出至不能呼气为止的量。

我的“食品加工厂”

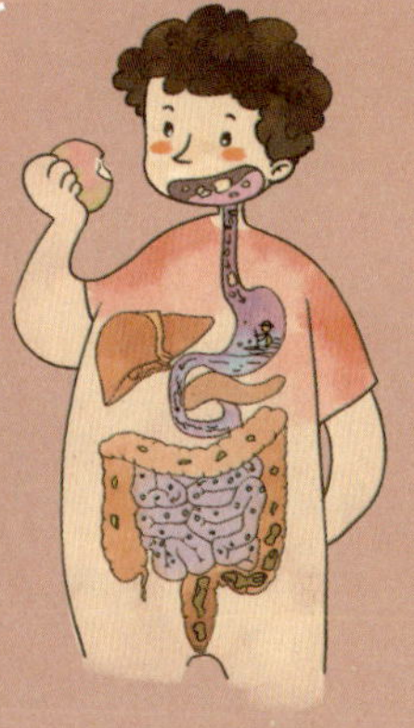

身体概念

消化系统

小鲁吃东西总是狼吞虎咽，结果今天他遇到了麻烦。

“阿布，我不小心把口香糖吞进肚子里了，这可怎么办？”小鲁惊慌失措地向阿布求助。阿布赶紧陪着他去了保健室，医生告诉他：“不用紧张，虽然我们的肠胃不能吸收口香糖，但它一般都会顺利排出体外，不会对身体有太大影响的。但也有个别的例子，它会和食物变成结石，造成肠阻塞，引起肚子疼。”

听了这些，小鲁马上就觉得肚子疼起来了，于是他和阿布又跑到了实验室去找肯博士。肯博士听了事情的来龙去脉，答应帮助他把口香糖取出来。

肯博士让小鲁乖乖地躺在实验台上，张大嘴巴，他和阿布穿上了特

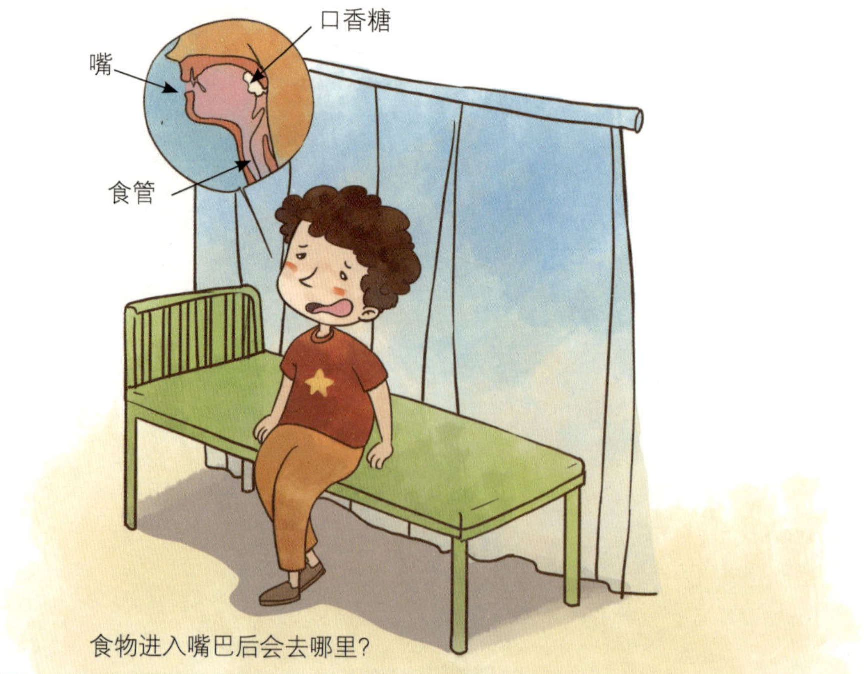

食物进入嘴巴后会去哪里？

殊的防护服，使用缩小仪将自己变小，然后钻进了小鲁的嘴巴。

肯博士告诉阿布：“小心一点儿，我们即将前往的是人体内部的消化系统，这里仅仅是第一站。参与消化的器官，也可以分为消化道与消化腺两类，消化道包括了口腔、咽、食管、胃、小肠（十二指肠、空肠、回肠）、大肠（盲肠、阑尾、结肠、直肠）和肛管；消化腺包括了唾液腺、胃腺、肝脏、胰脏和肠腺。消化道与消化腺一起进行物理、化学消化，完成食物从入口到吸收再到排出体外的整个过程。”

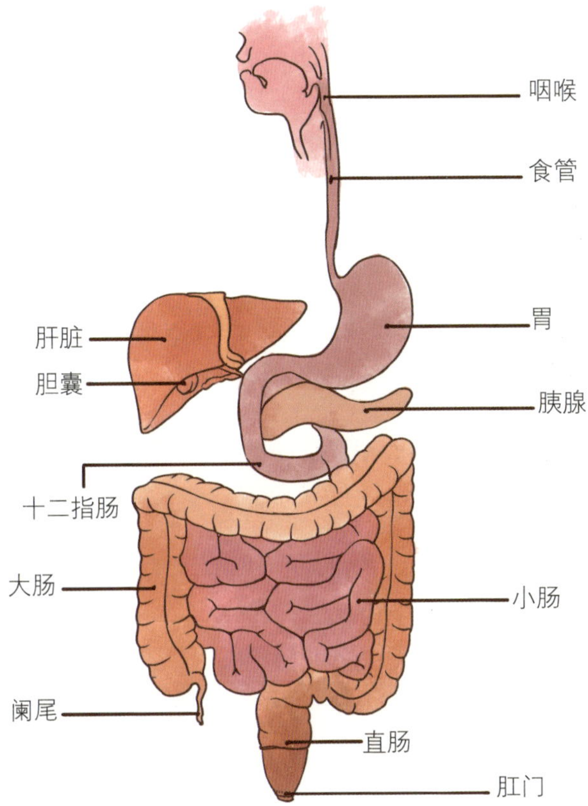

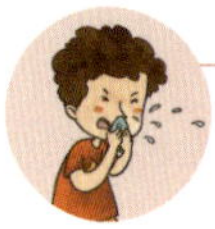

消化过程可以分为物理消化与化学消化两部分。简单理解，把食物从大块变成小块，就是物理消化；而食物中的大分子，在各种各样消化酶的作用下转化为可以被吸收的小分子营养物质，则是化学消化。这两种消化过程是同步进行的。

消化系统简直就是一座大迷宫啊，阿布有点儿发愁了，他们该到哪里去找那块口香糖呢？好在肯博士对消化系统了如指掌，比起迷宫，它更像一个食品加工厂，让我们一起来看看人体内食品加工的工序吧。

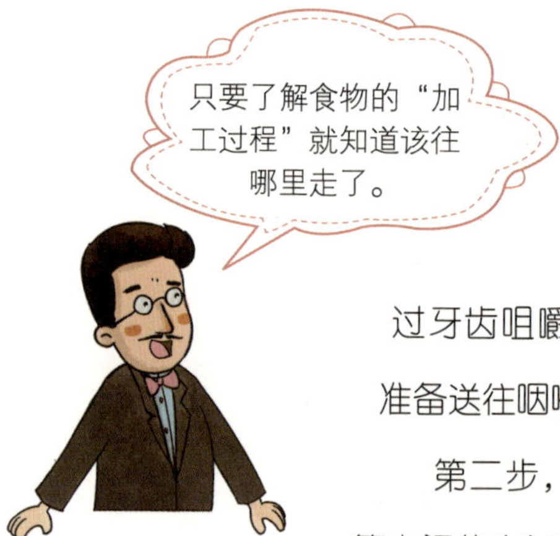
只要了解食物的“加工过程”就知道该往哪里走了。

第一步，食物进入嘴巴后，经过牙齿咀嚼，与唾液结合，变得容易吞咽，准备送往咽喉。

第二步，食物到达咽喉，咽喉是口腔与食管之间的守门员，只有在它的反射配合下，被嚼碎的食物才能在吞咽动作的配合下由口腔进入食管。

第三步，食管是一条由肌肉构成的长条形管道，它负责将食物传送到胃部。

第四步，被初步嚼碎的食品唾液混合物通过食管进入胃袋。胃不仅要容纳食物，还要负责搅拌和消化食物，将它们变成食糜，也就是一种乳状液体。

第五步，食糜在胃内肌肉的蠕动下，被传入十二指肠，十二指肠除了自身分泌的润滑黏液外，还接受胃液、胰液和胆汁，帮助消化。

第六步，在十二指肠的帮助下，食糜内的小分子麦芽糖、蛋白质、脂肪被进一步分解为葡萄糖、氨基酸、脂肪酸等物质，并随着食糜中的水分等一起被小肠吸收。

第七步，经过小肠吸收的食糜残渣，进入大肠后被进一步提取水分、盐分与维生素。

第八步，剩余的糟粕形成粪便，从直肠、肛门排出人体。

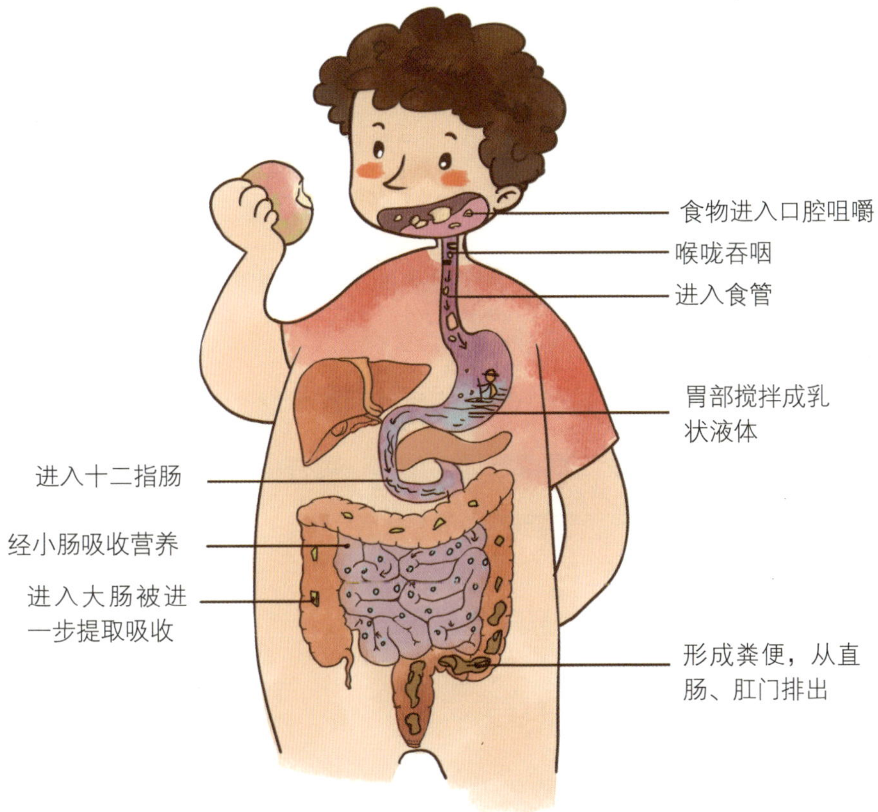

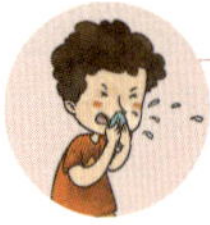

从我们吞下食物，到食物变成粪便被排出体外，一般需要1~2 天的时间。

果然，肯博士凭借着丰富的人体知识，和阿布一起找到了那块口香糖，不过他们没有动手清理，因为口香糖已经顺利地进入了直肠，很快小鲁就可以再次见到它了。

肯博士和阿布看到的就是食物的消化过程。美味的食物经过我们体内“加工厂”的重重加工，最终成为组成我们身体的一分子。消化不同食物需要的时间也不相同：

水果消化最快	一般需要 30 分钟 ~1 个小时
蛋白质和脂肪类的食物消化时间最长	一般需要 2~4 个小时

所以我们在吃东西的时候要注意搭配，不要暴饮暴食，以免给消化系统造成过度的负担。

既然口香糖已经找到了，这次旅行的目的也就达到了，肯博士和阿布准备返程了。相信经过这次教训，小鲁一定会记得吃东西细嚼慢咽，毕竟他可不想有人天天跑到自己肚子里去旅行啊。

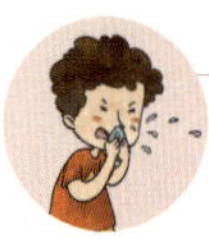

消化系统的功能就是将食物分解成小分子的营养物质，这些营养物质会被血液吸收并带到各细胞，无法被消化的废物则会被排出体外。

思考

什么是食物的消化过程？你能列举出几个参与消化过程的器官吗？

小游戏

食物要到哪里去

小鲁又想吃东西了，你能帮助他画出食物消化的正确路线吗？说一说每一步食物是怎么被消化的吧。

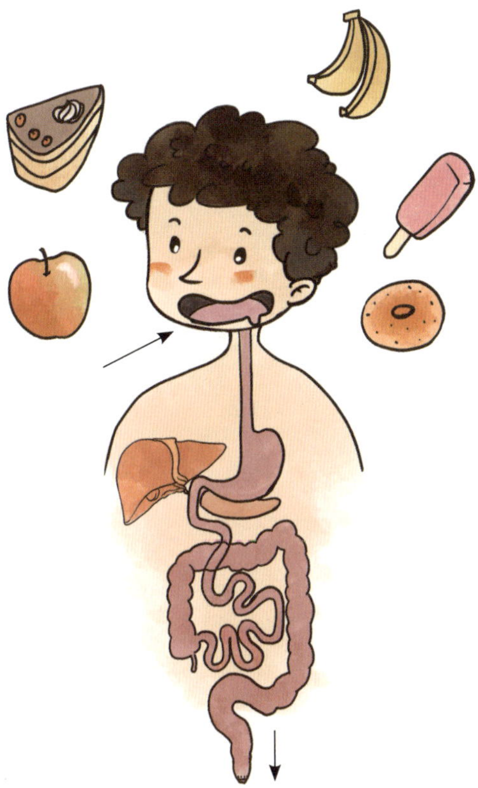

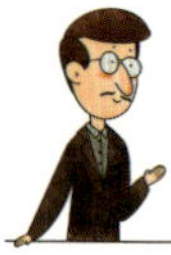

肖博士说

- 消化系统是人体九大系统之一，由消化道和消化腺组成。
- 消化过程可以分为物理消化与化学消化两部分。简单理解，把食物从大块变成小块，就是物理消化；而食物中的大分子，在各种各样消化酶的作用下转化为可以被吸收的小分子营养物质，则是化学消化。这两种消化过程是同步进行的。
- 消化系统的基本生理功能是摄取、转运、消化食物和吸收营养、排泄废物。

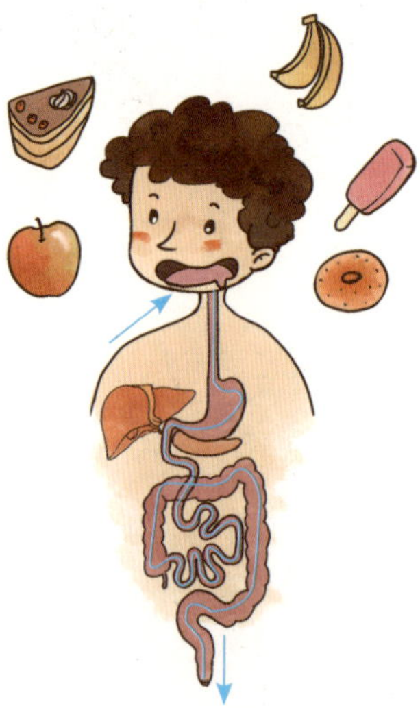

小游戏答案

人体指挥中心

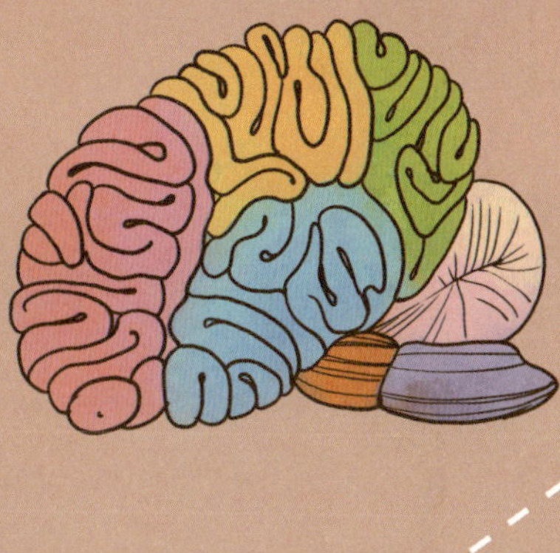

身体概念

神经系统

昨晚，阿布一整夜都在做梦，一会儿梦见自己骑着青蛙周游世界，一会儿又梦见自己变成了巨人，不小心踏平了一座高山，直到今天早上醒来，头还昏昏沉沉的。

他把这个奇怪的梦讲给了小鲁和肯博士，肯博士告诉他："不用大惊小怪，做梦是一种很常见的现象，只不过是神经系统的作用罢了。"

地球上绝大部分动物都有神经系统，我们人类也不例外。看，肯博士正在对小机器人布马 2 号做维修。打开它的金属外壳，内部都是复杂的线路。不过，这些都无法和我们体内的神经系统相比。

神经系统就像安装在人体内的复杂的通信网络，昼夜不停地控制着我们身体的活动。比如，你打开电视机，看到了一个滑稽的镜头，被逗得哈哈大笑；听到美妙的音乐，忍不住跟着一起摇摆；或是心急吃了刚出锅的食物，被烫得龇牙咧嘴，所有这些感觉都是由神经细胞通过电信号和化学信号加工执行的。可以说，神经系统就像一座高度运转的人体指挥中心。

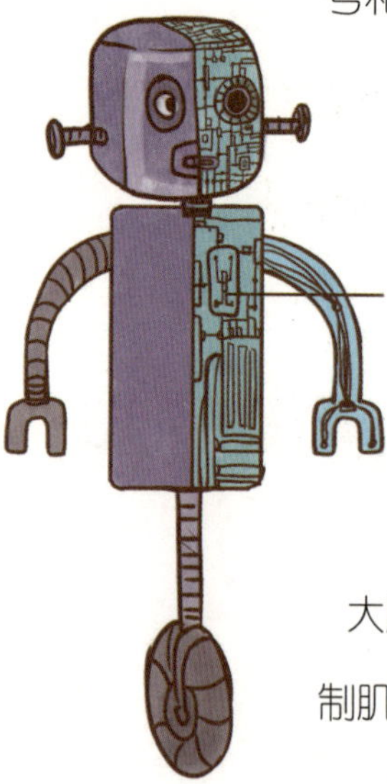

小机器人布马 2 号内部线路

神经系统分为两个主要部分：中枢神经系统和周围神经系统，其中包括了脑、脊髓和遍布全身的神经。它们相互协作，搜集信息，然后将这些信息传送给大脑。大脑对这些信息进行处理后，将信息发送出去，控制肌肉、腺体和全身各器官做出反应。

举个例子，你不小心碰到了一只刺猬，皮肤上的感受器检测到了它身上坚硬的刺，这个信息就是感觉输入。神经系统接收到这个信息，并将它传给大脑，由大脑来决定该怎么办，这个部分可以称为信息整合。是马上离开还是继续靠上去，这就是运动输出，也就是神经系统激活某个身体部位时发生的动作反应。

你可能不会相信，这套复杂的过程仅仅在一瞬间就完成了，只有高度精密的系统，才能迅速地对数据做出反应。

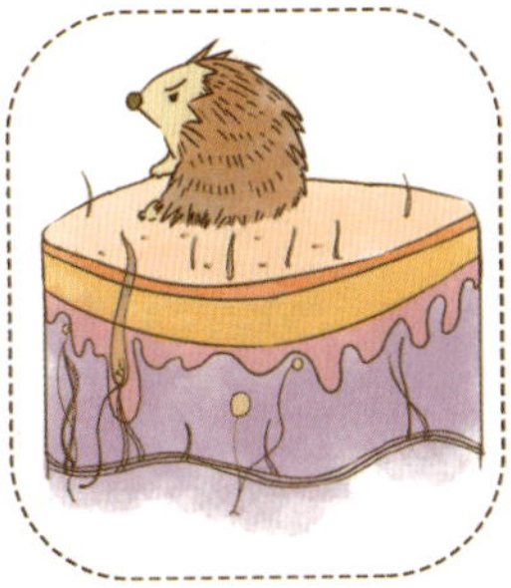

皮肤的刺痛信息传送到大脑

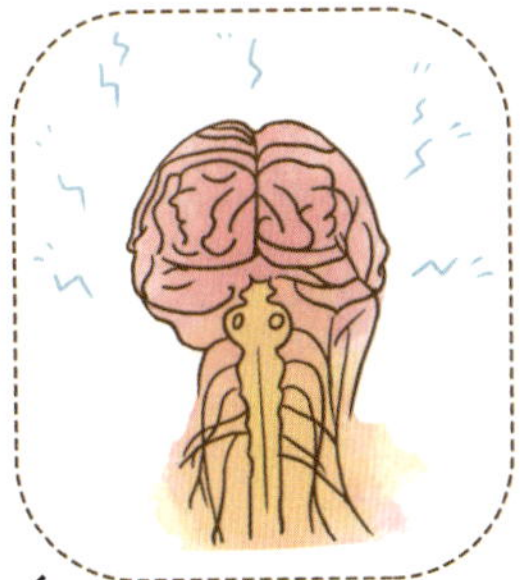

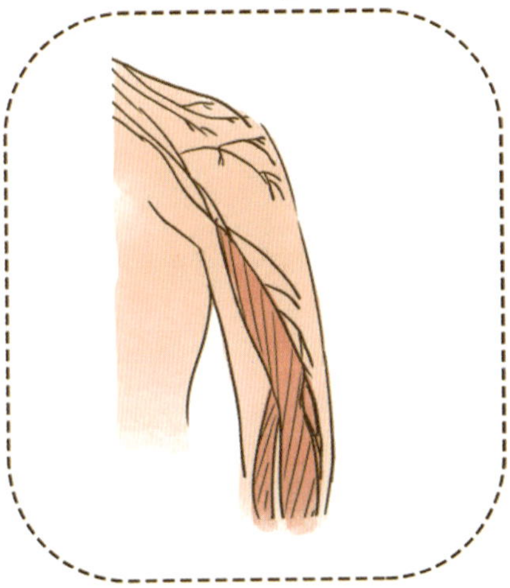

大脑收到信息，通过脑神经输出到身体部位做出反应

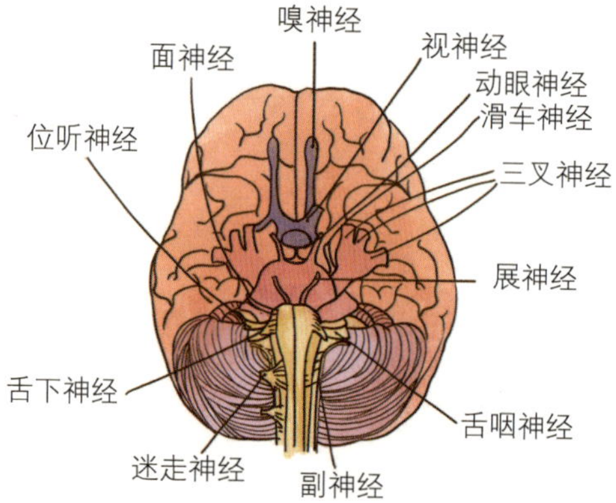

脑神经

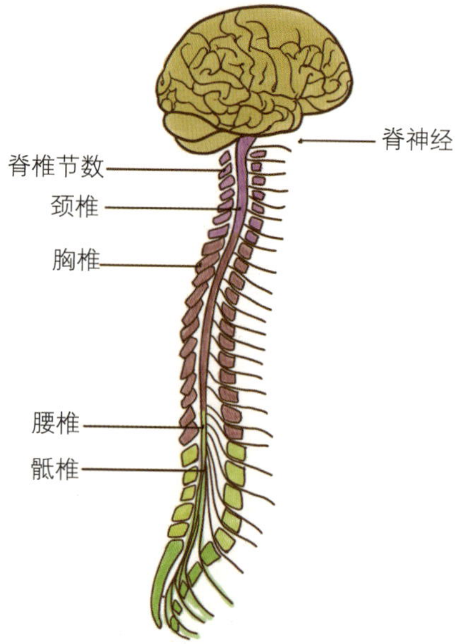

人体的神经系统有多复杂呢？肯博士决定带大家一起见识一下。

布马 1 号为大家搬来了神经系统模型。肯博士指着它讲道："刚刚我们说过，神经系统分为中枢神经系统和周围神经系统。简单地说，中枢神经就是我们的脑和脊髓，人脑分为端脑、间脑、中脑、小脑、脑桥和延髓六个部分。脊髓是大脑和身体之间传递信号的信息通路。"

中枢神经系统的构造真复杂呀，不愧是神经系统的控制中心，小鲁和阿布看得眼花缭乱。

还有周围神经系统，它由数亿的神经元（也称神经细胞）构成，主要包括脑神经和脊神经。周围神经系统的作用是连接沟通，所以它被设计成有两种传递信号的方向，比如传入神经能够接受感觉刺激，运动神经则把大脑指令传出给肌肉和腺体。人的脑神经共 12 对，分别是嗅神经、视神经、动眼神经、滑车神经、三叉神经、展神经、面神经、位听神经、舌咽神经、迷走神经、副神经和舌下神经。在大脑中，信息以电脉冲的形式，沿着神经纤维传导到神经链中的下一个神经元。比如，你看到一只蜻蜓飞过，眼部的神经细胞会把信息传送给大脑，大脑会沿着神经纤维发出信号，移动肢体。

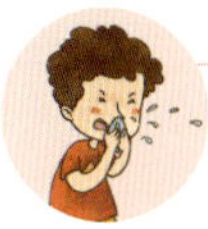

每个神经元都有一个胞体并带有短的突起，这就是树突，树突可以接收邻近神经元传来的冲动。

现在你明白了吧，我们的神经系统堪比电脑中最复杂的网络程序。我们在日常生活中所做的每一项活动，都需要神经系统来参与。所以，下一次，你在做出某项反应时，比如天热想打开空调，或是被虫子吓了一跳想要大叫，不要忘记，这是神经系统的作用。

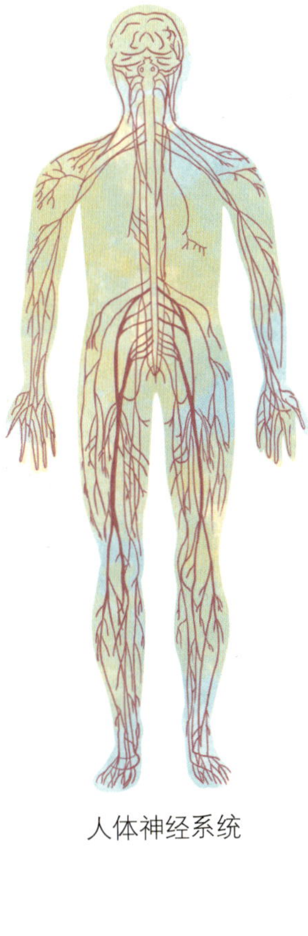

人体神经系统

思考

神经系统包括哪几部分？视神经位于哪个部位？

小制作

制作大脑模型

你喜欢玩彩泥吗？来试试用彩泥做一个大脑模型吧。

安全提示： 制作时需有家长陪同进行；注意不要把彩泥放入口鼻耳中，以免发生危险

材料准备： 各种颜色的彩泥，纸盘，彩笔，尺子

制作过程：

1. 挑选四种颜色的彩泥，搓成长条，贴在纸盘上①②③④的位置；

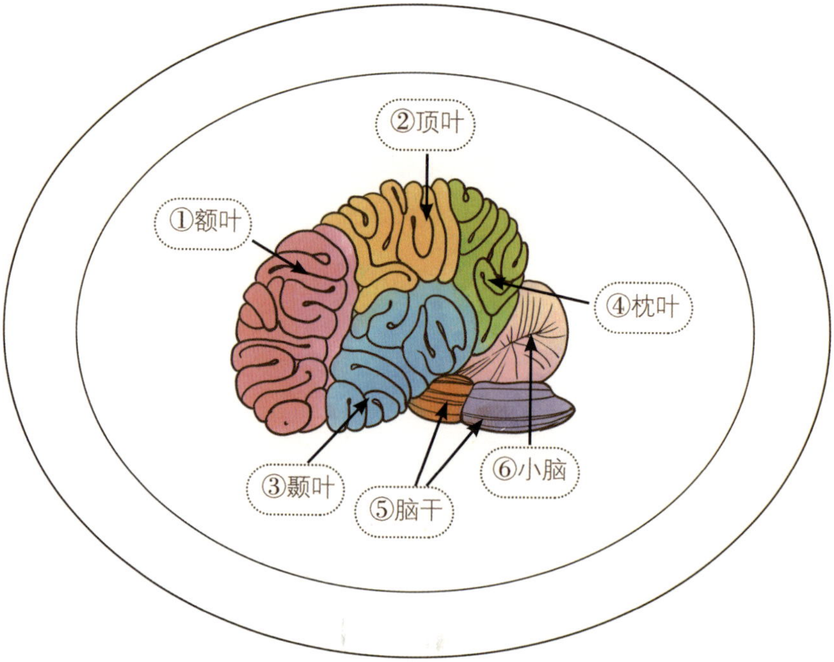

2. 取另一种颜色的彩泥，捏成半月形，贴在⑥的位置上，并用尺子轻轻压出纹路；

3. 再取两种不同颜色的彩泥，捏成图中⑤的形状，分别贴在相应位置；

4. 用彩笔在旁边标上对应的区域名称，一个有趣的大脑模型就做好了。

肖博士说

- 神经系统是机体对生理功能活动的调节起主导作用的系统。
- 中枢神经系统是神经系统的主要部分，其功能是传递、储存和加工信息。
- 人的脑神经共12对，分别是嗅神经、视神经、动眼神经、滑车神经、三叉神经、展神经、面神经、位听神经、舌咽神经、迷走神经、副神经和舌下神经。
- 脊髓是大脑和身体之间传递信号的信息通路。

如果身体没有骨骼

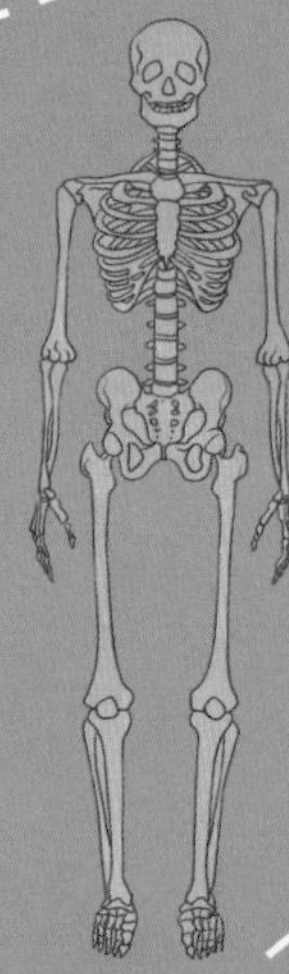

身体概念

骨　骼

午休时间，小鲁和阿布在树下乘凉，不料一只奇怪的“蜗牛”从天而降，正好落在了小鲁的头上。

小鲁看了“蜗牛”一眼，马上大惊小怪地叫了起来：“看哪，这只蜗牛没有壳！”他的叫声吵醒了靠在树下睡午觉的肯博士。他睁开眼看了看，懒洋洋地说道：“那是一条蛞蝓，不是蜗牛，俗称鼻涕虫。”听了这话，小鲁连忙把蛞蝓扔在了地上。不是他胆子小，实在是那条蛞蝓黏糊糊、软趴趴的，看起来太恶心了。

蛞蝓这种生物没有骨骼，所以被称为软体动物。人类则不同，在我们的身体里，生长着坚硬的骨骼。虽说骨骼不像皮肤那样，一眼就可以看到，但只要你用手摸一摸自己的身体，就可以察觉到它的存在。

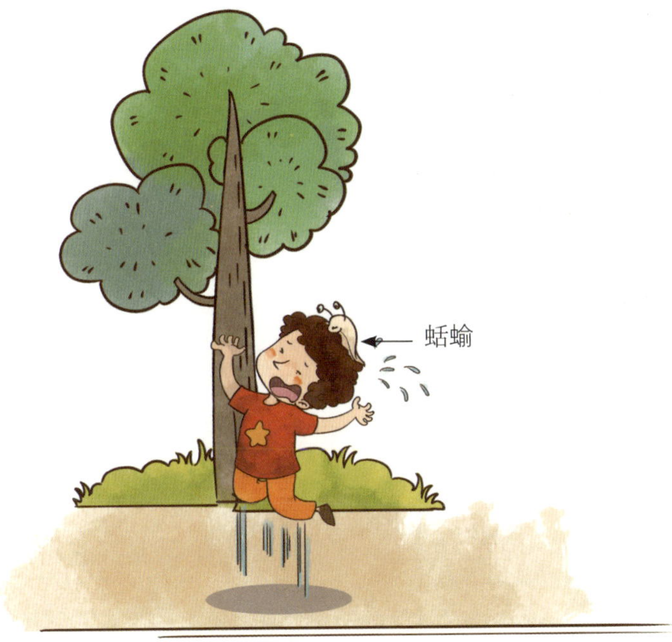

人类体内有骨骼，软体动物没有骨骼

骨骼是一种坚硬的器官，它最重要的作用就是支撑身体。如果将人体比喻成建筑物，肌肉就是水泥，骨骼就是混凝土中的钢筋。普通人的身体有 206 块骨，骨和骨相连接形成了骨骼，想象一下，如果没有它们，我们的身体就会失去形状，变得像蛞蝓一样，软趴趴的。

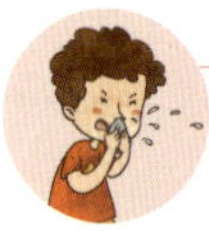

小孩子一般有 217 ~ 218 块骨，不过随着年龄的增长，有些骨会合并，比如头骨，所以成年人一般只有 206 块骨。

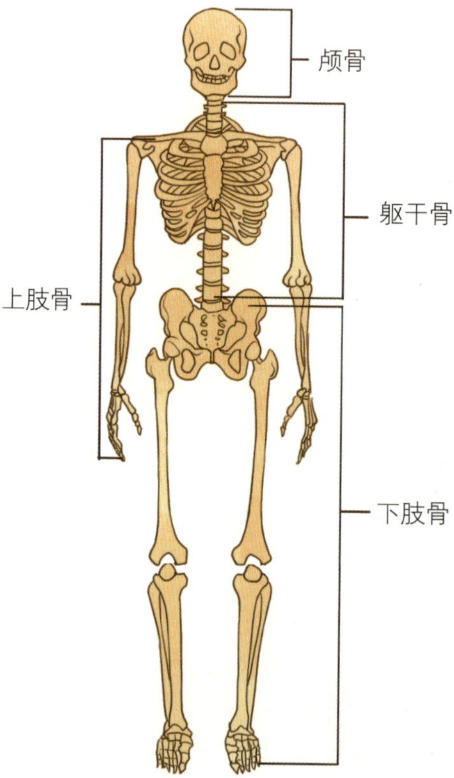

我们体内骨骼是这样的

这 206 块骨是怎么分布的呢？肯博士带着小鲁和阿布玩起了特殊的“拼图游戏”。人体骨骼是两侧对称的，最顶端的是颅骨，由 29 块骨组成；除此之外，躯干骨有 51 块，上肢骨有 64 块，下肢骨有 62 块。

如果你想为它们分分类，那么肯博士建议分成 5 种：

第一种叫作长骨，就像名字一样，它们的长度大于宽度，比如小腿上的胫骨和腓骨就是长骨；

第二种叫作短骨，它们的

形状近似于一个立方体，比如手腕处的腕骨；

第三种是扁平骨，比如肩胛骨，扁平骨很像一块薄薄的板子；

第四种是不规则骨，它们的形状很奇怪，找找看哪些骨符合它的特点？没错，最典型的就是脊椎骨和盆骨了；

第五种是圆骨，它们非常小，所以也被称为“种子骨”，圆骨一般位于关节内层。

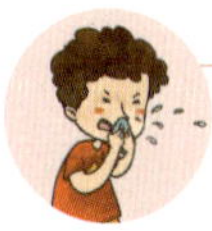

人体内骨的形状和大小都不相同，其中最大的骨是股骨，最小的骨是镫骨，镫骨就位于我们的中耳内。

和普通的拼图不同，人体骨骼可不是僵硬地连接在一起的，整副骨骼可以伸直，可以弯曲，还可以侧转，其中的奥秘就在于两块骨或多块骨之间是由关节连接在一起的。关节一般由关节面、关节囊和关节腔三部分构成。关节面上覆盖着一层光滑、有弹性的软骨，它的作用是减少运动时的摩擦和震动。就是凭借着这些灵活的关节，我们才能够随意运动。

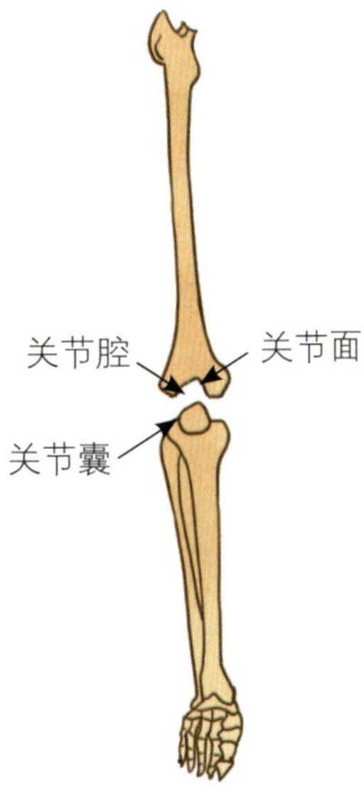

小鲁拿起一根骨头掂了掂，忍不住说道：“这么轻，我还以为骨头很坚硬，所以会很重呢。”

肯博士拿出透视眼镜，让小鲁和阿布戴上，他们发现，原来骨头并不是实心的，中间有一片区域就像蜂窝一样，肯博士告诉他们：“骨的

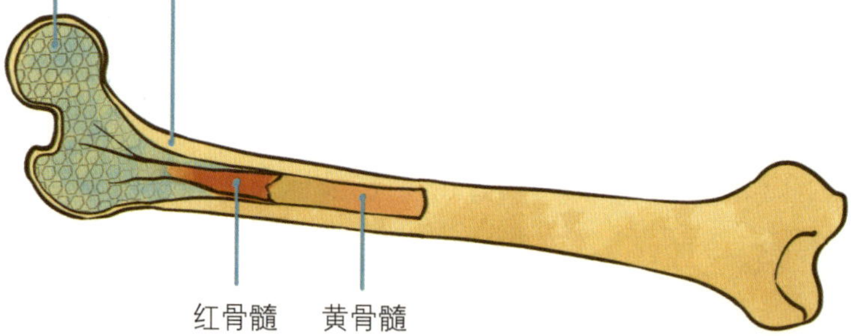

外层是坚硬的骨密质，内部是较轻但结实的骨松质，也就是像蜂窝的部分。除了骨松质，骨的内部还有骨髓，它有红黄两种颜色，红骨髓负责制造血细胞，黄骨髓负责储存能量和脂肪。”

看到这些，你大概也发现了，骨骼除了帮助我们支撑身体和做运动外，还可以制造血细胞，储存能量，比如我们身体内 99% 的钙都储存在骨骼和牙齿里，所以缺钙会影响牙齿健康和骨骼发育。

如何能让我们的骨骼更加强健呢？肯博士有几点建议：保持适量的运动，运动可以促进身体制造新的细胞来强壮骨骼；多吃一些富含维生素 D 的食物，比如蛋黄和动物肝脏，这些食物可以促进身体对钙的吸收，使我们的骨骼更健康。

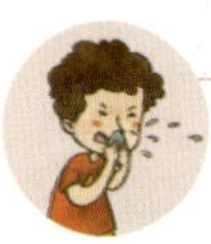

在我们的印象中，骨骼都是非常坚硬的，其实，骨骼是一种具有生命特性的材料，不但具有高硬度，而且还具有良好的韧性，可以抵抗一定程度的拉力和压力，避免身体受到伤害。

思 考

骨骼有什么作用？一个成年人身体里有多少块骨？

小制作

人体骨骼吊饰

小朋友，你的家里有一次性纸盘吗？用它来和我一起做一个人体骨骼模型吧。

安全提示：小制作在家长指导下进行，使用剪刀时要注意安全

材料准备：一次性纸盘，剪刀，绳子，打孔器

制作过程：

1. 将一次性纸盘剪成人体骨骼各部分的形状；

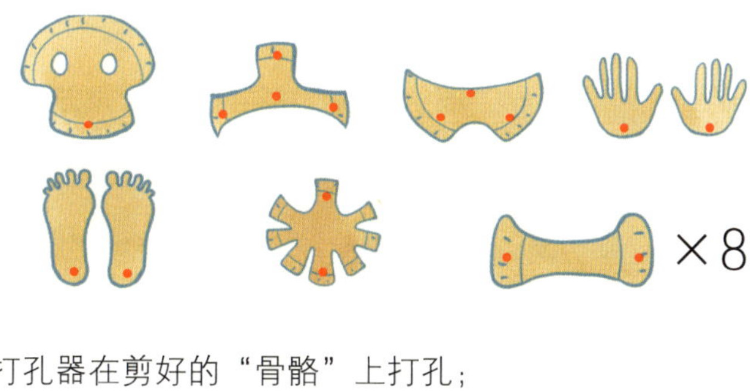

2. 用打孔器在剪好的“骨骼”上打孔；

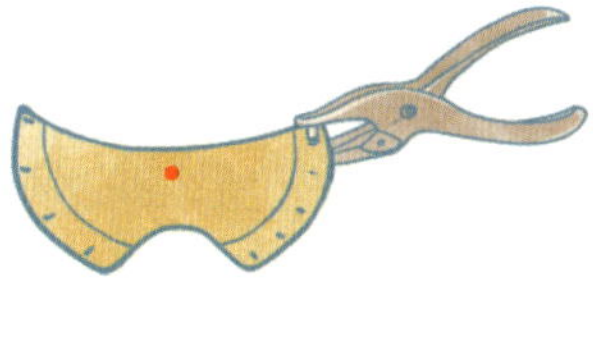

3. 用细绳将各部分组合在一起；

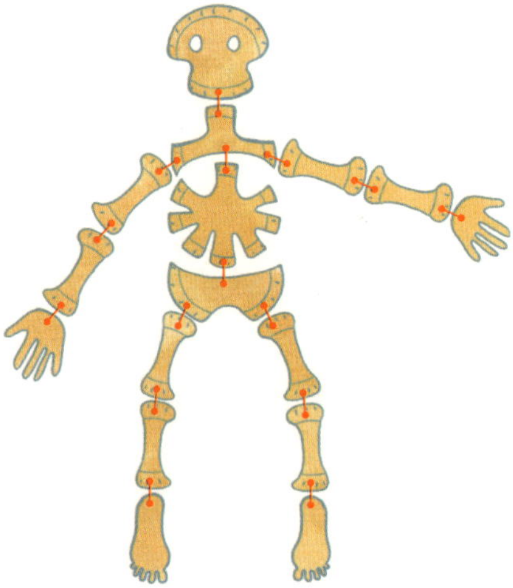

4. 现在你可以把它挂起来当作小装饰了。

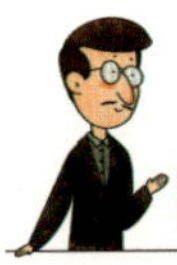

肯博士说

- 骨骼是组成脊椎动物内骨骼的坚硬器官，功能是运动、支持和保护身体；除此之外还负责制造红细胞和白细胞，以及储藏矿物质。
- 骨骼的成分之一是矿物质化的骨骼组织，其内部是坚硬的蜂巢状立体结构；其他组织还包括了骨髓、骨膜、神经、血管和软骨。
- 幼儿全身骨骼数量一般为 217 ~ 218 块，有些骨在成长过程中会合并。成年人全身骨骼数量一般为 206 块。
- 股骨又称大腿骨，是人体内最大的骨。镫骨位于中耳内，是听小骨的一个，它是人体内最小、最轻的骨。

变身超级英雄

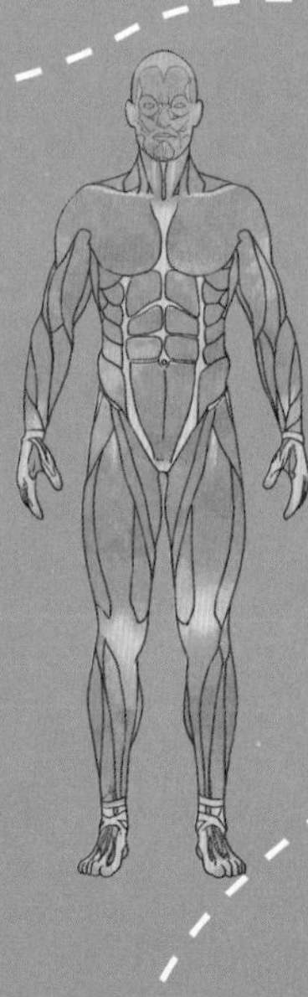

身体概念

肌肉系统

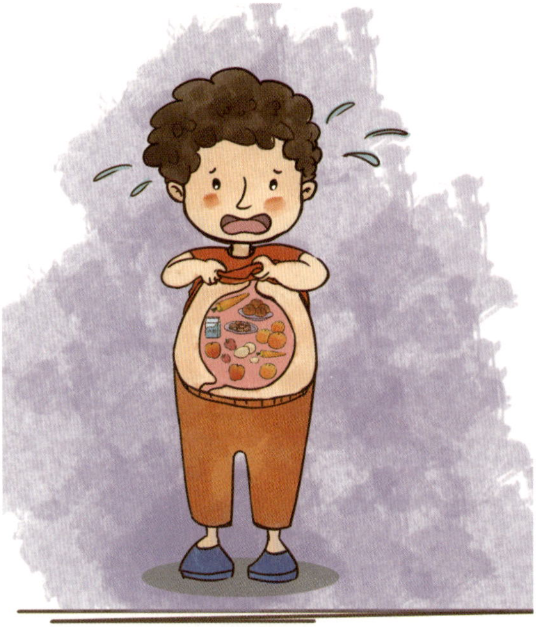

小鲁的爸爸出差回来，为他带回了一个绿巨人的玩具，小鲁对它爱不释手。他非常羡慕绿巨人拥有强壮的身体，还有巨大的力量。

我也要变成绿巨人那样的超级英雄，小鲁想。对，就从变成大块头开始吧。于是，这天中午，小鲁吃了平时两倍的食物，肠胃险些撑到“爆炸”了。

“小鲁，你今天怎么这么能吃？”和他一起吃午餐的肯博士惊讶地问。小鲁一边打着饱嗝，一边把他的“变身绿巨人”计划讲了出来。

肯博士听了，笑得前仰后合：“你弄错了，绿巨人力气大是因为他的肌肉强壮，像你这样暴饮暴食，绿巨人做不成，变成猪八戒倒是可能的。”

肯博士所说的肌肉指的是我们身体内的肌肉组织，你所做的每个动作都和肌肉有关，比如你和小伙伴开心地聊天，嘴巴开合之间，你面部嘴唇和下颌的肌肉都在动，如果这时候你笑起来了，那么还有更多的表情肌要加入进来。就像这样，肌肉通过收缩或舒张，控制着身体做出各种动作。

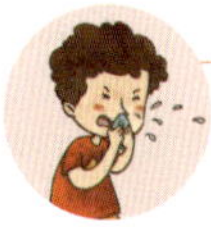

肌肉的基本单位是肌细胞，也叫作肌纤维。相同功能的肌细胞集合在一起就形成了肌肉组织。人的动作都是由肌肉系统产生的，比如我们皱眉时，头部的额肌会牵拉着头皮向前，所以才能产生这个表情动作。

我们全身共约 639 块肌肉，它们由大约 60 亿条肌纤维组成。按照结构和功能的不同，肌肉一般分为 3 种：骨骼肌、平滑肌和心肌。

人体正面肌肉图　　人体背面肌肉图

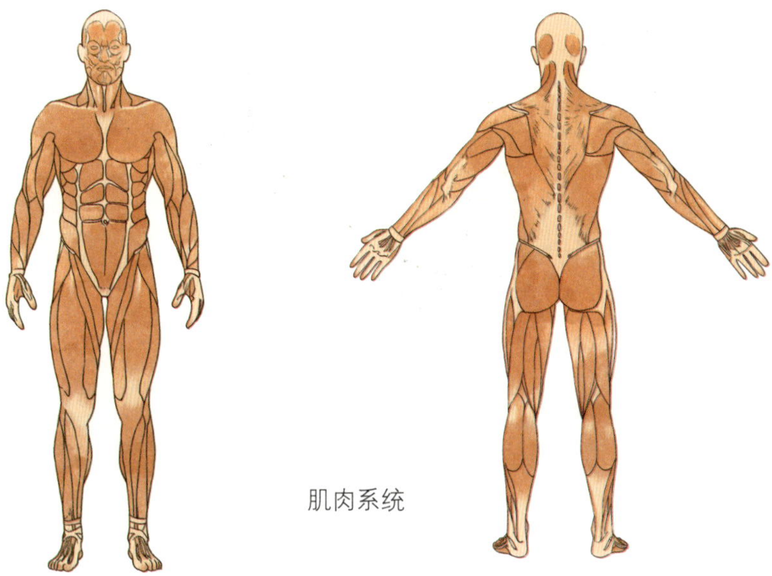

肌肉系统

骨骼肌附着在骨骼上，在收缩的时候，从不同的方向来牵引骨骼产生动作。通常，骨骼肌是那种可以感觉到的肌肉类型，比如绿巨人身上那些强健的肌肉就属于骨骼肌，人们去健身房锻炼肌肉，指的就是锻炼骨骼肌。

“原来如此，”小鲁现在明白了，“看来暴饮暴食不是个好办法，我得想办法增强骨骼肌的力量才行。”

肯博士点点头，看来他总算找对方法了。

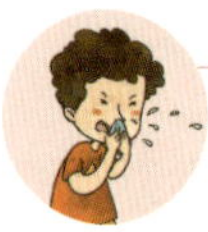

有规律的锻炼对肌肉很有好处，一周 3 次左右的运动，比如跑步、骑车、游泳等，可以促进肌肉更有效地工作，使我们的身体更加健康。

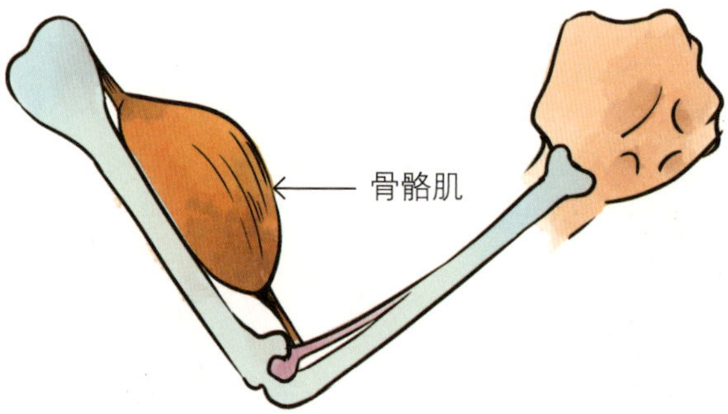

肌肉牵动骨骼

除了骨骼肌，我们的身上还有平滑肌和心肌。平滑肌和骨骼肌不同，主要位于我们的内脏中，比如呼吸道、血管、消化系统等器官或器官组织中。平滑肌由神经系统自动控制，所以非常“自觉”，比如我们的胃每天都会消化食物，根本不用我们费心去控制。

心肌是非常特殊的肌肉，它只存在于我们的心脏中。心肌有规律地收缩使我们产生心跳。

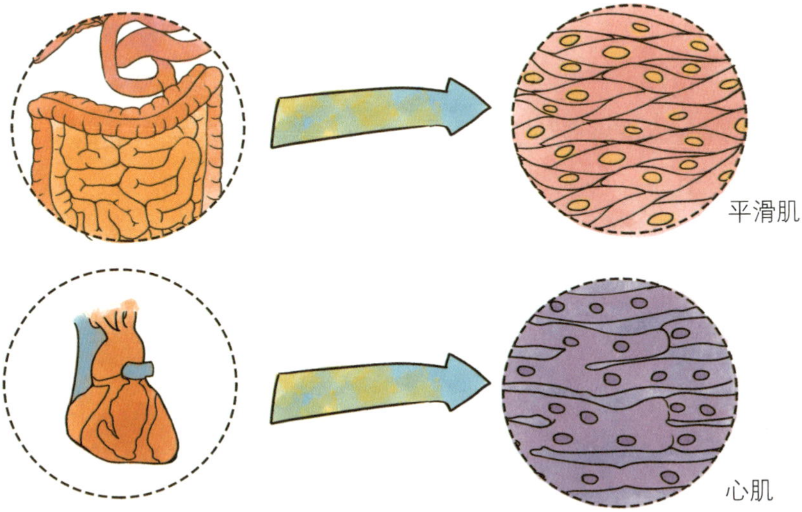

平滑肌和心肌

看，这就是不同类型肌肉的作用了。不过，要使我们的身体灵活运动可不是一件简单的事，往往需要调动很多块肌肉相互协作。就连看似简单的站立，都需要胸锁乳突肌、竖脊肌、臀大肌、股四头肌和小腿三头肌这么多的肌肉来共同完成。

小鲁听了肯博士的建议，已经准备锻炼肌肉了。他从活动手臂开始做起：弯曲手臂→伸展手臂→弯曲手臂→伸展手臂，猜猜看，现在是哪部分的肌肉在参与运动呢？

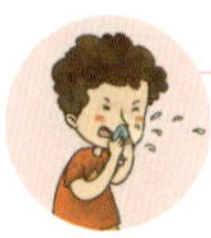

弯曲手臂时，肱二头肌和肱肌收缩，肱三头肌舒张，产生平滑运动；伸展手臂时，肱二头肌和肱肌放松，肱三头肌收缩，产生平滑运动。

小朋友，如果你想拥有强健的身体，适当锻炼肌肉是必不可少的。不过锻炼的时候记得要先热身，使身体进入运动状态，把肌肉激活。同时要注意强度，千万不要拉伤肌肉，这样才能达到锻炼的目的。

思 考

我们的身体共有多少块肌肉？人的动作是由什么系统产生的？

小实验

模拟肌肉牵动骨运动

肌肉和骨骼都藏在我们的皮肤下，平时无法看到它们是如何运动的，不过通过下面的小实验，我们可以模拟出肌肉牵动骨的运动。

安全提示： 此实验需有家长陪同进行，使用图钉等尖锐物时要注意安全

实验准备： 长方形厚纸板 2 块，皮筋 2 根，图钉 5 枚，打孔器，剪刀

实验过程：

1. 将厚纸板剪成图①中的形状；

2. 用打孔器分别将两块纸板打上孔（如图②）；

3. 将两个纸板重叠在一起，并用图钉固定连接（如图③）；

4. 其他的小孔里也插上图钉（如图④）；

5. 将皮筋按图⑤中的样子套在图钉上；

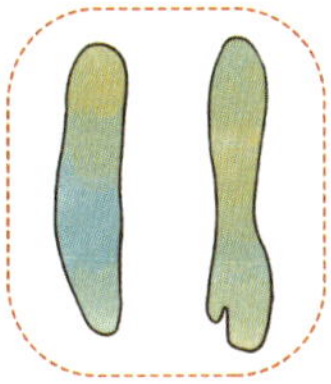

①

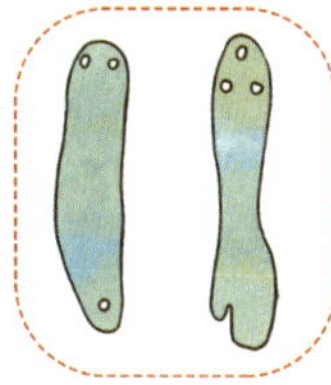

②

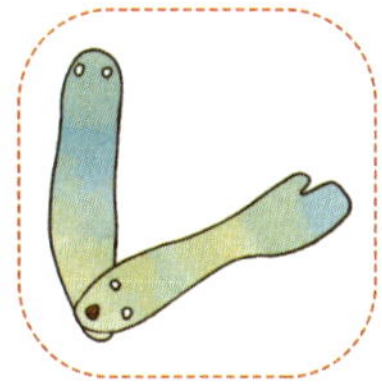

③

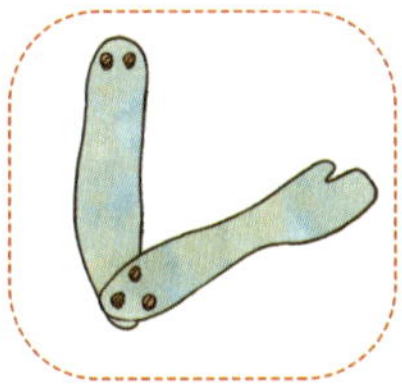

④

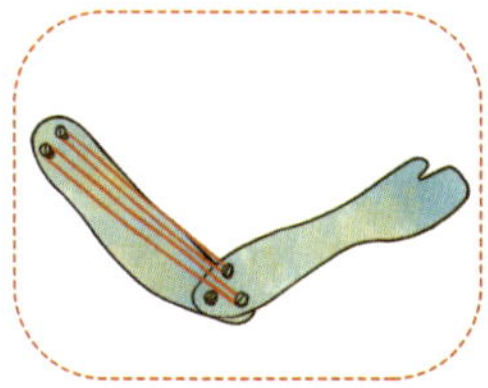

⑤

6. 拉伸皮筋，两块纸板也相应拉伸；收缩皮筋，两块纸板也相应聚拢。

实验原理： 两块纸板代表两根长骨，皮筋代表两组互相配合的肌肉，肌肉收缩、舒展，牵动骨做运动。

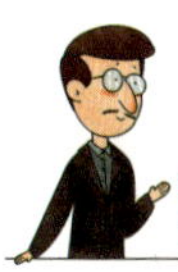

肖博士说

- 肌肉主要由肌肉组织构成。人体肌肉共约 639 块，由约 60 亿条肌纤维构成，其中最长的肌纤维可达 60 厘米。
- 肌肉按照结构和功能的不同，可以分为骨骼肌、平滑肌和心肌。
- 骨骼肌通常附着于骨上，是运动系统的动力部分。它在神经系统的支配下，通过收缩，从不同的方向牵引骨产生动作。
- 平滑肌主要位于人体内脏中；心肌只存在于心脏中，有规律地收缩使人产生心跳。

烦人的青春痘

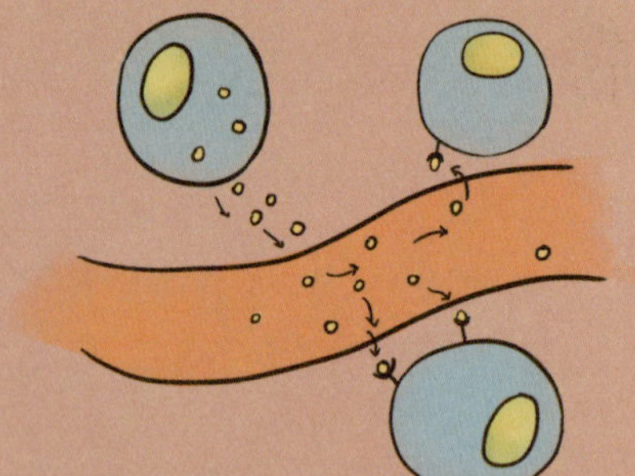

身体概念

内分泌系统

小鲁发现，这几天邻居家的大姐姐总是戴着口罩出门，原来，她的下巴上冒出了几颗青春痘。

青春痘不会传染吧？小鲁想起大姐姐今早刚刚摸过他的头，不由得有点儿紧张。他忍不住把这件事说给了肯博士听。

肯博士告诉他："放心吧，青春痘不传染，它只不过是由内分泌问题引起的皮肤问题罢了。"

肯博士说的内分泌指的是内分泌系统，它和神经系统同为人体的"指挥官"，持续地控制着我们体内的变化。不过，神经系统是个"急性子"，它的指令通过神经元以闪电般的速度传达给特定的细胞和器官。而内分泌系统却是个"慢性子"，分泌激素沿着血液传播，所以速度很慢，但是效应更广泛，而且持续的时间长。

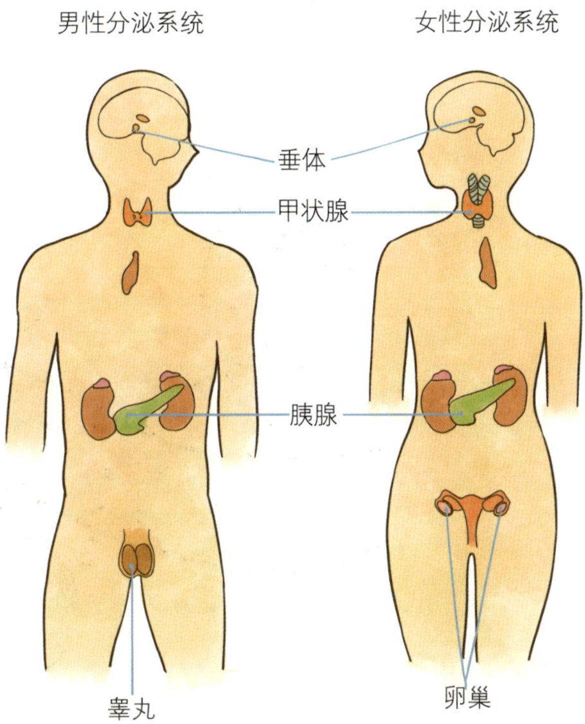

内分泌器官散布在我们身体不同的位置，比如垂体，它是人体内的腺体之王，位于丘脑的下部，它产生的激素不但会影响骨骼和软组织的生

长，而且会影响内分泌腺的活动。甲状腺也是内分泌器官，它就位于颈部，样子很像一个棕红色的蝴蝶结，甲状腺可以制造甲状腺激素，刺激新陈代谢，还可以调节体内钙的平衡。除此之外，还有一些内分泌组织，比如胰腺内的胰岛，睾丸内的间质细胞和卵巢内的卵泡细胞，等等。

内分泌细胞会分泌激素，每种激素只作用于一定的器官或器官内的某一类细胞，也就是它们的靶细胞。这就像用钥匙来开门，每把钥匙只能打开一扇特定的门，这就是激素和靶细胞的关系。比如垂体制造出的卵泡刺激素只瞄准卵巢或睾丸内的特定靶细胞。

大姐姐脸上的青春痘是怎么回事呢？它和激素失衡有关，也就是特定的激素分泌过高或过低，身体内稳定的状态被打乱了。人在成长过程中要经历一个名为“青春发育期”的阶段，处于这个阶段的男孩或女孩

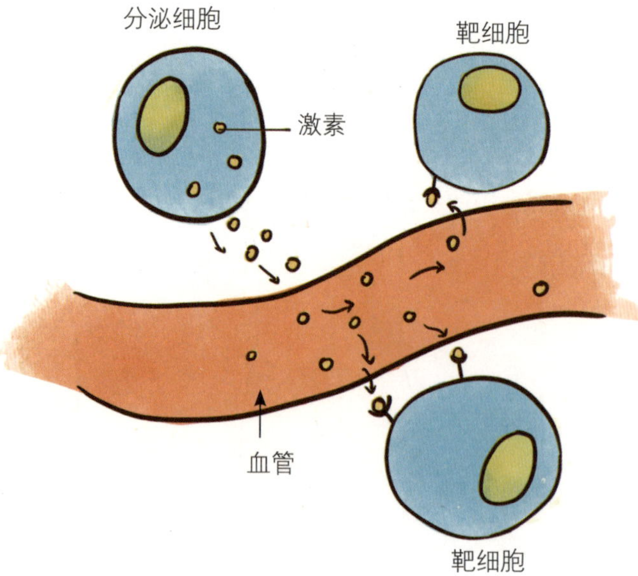

由于性腺（男孩的睾丸、女孩的卵巢）的发育，体内一种叫睾酮的激素含量显著上升，刺激皮脂腺增生，皮脂分泌过多，形成脂栓阻塞毛囊，于是一颗颗青春痘就爆发出来了。

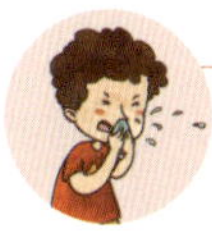

并不是每个人都会起青春痘，只要按时清洁皮肤，保持合理的饮食、睡眠，就不会出现严重的青春痘问题了。

听了这番解释，小鲁松了口气。心情一放松，他的肚子“咕噜噜”地叫了起来。这时他才想起来，自己出门时太匆忙，忘记吃早餐了。肯博士安慰他：“不用担心，内分泌系统正在帮你弥补这个问题。”

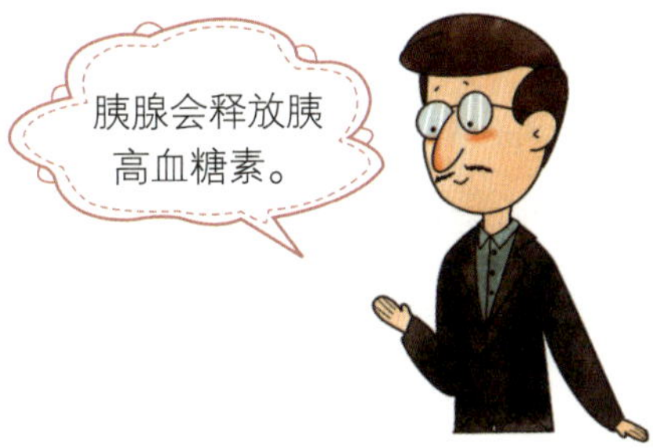

激素会帮助身体维持平衡，比如我们体内的胰腺会释放出的两种激素——胰岛素和胰高血糖素，可以控制身体内血糖的水平。就像小鲁现在这样，好几个小时没有吃东西了，体内的血糖偏低，胰高血糖素就会帮助身体提高血糖水平，降低细胞内的糖类储存量，触发细胞释放糖原回到血液中。

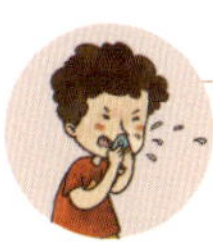

糖原也称肝糖或糖元，是由葡萄糖结合而成的，主要储存在肝脏和骨骼肌中。

还好，肯博士这里还有几块小蛋糕，小鲁一口气把它们全都吃进了肚子。现在，他的肚子不叫了。如果你有一双透视眼，就能看到他体内的血糖正在上升，这时就轮到胰岛素登场了，它会帮助身体降低血糖，把糖类储存为糖原或脂肪，供以后使用。

小鲁吃过了蛋糕，心情不错，他想再见识一下内分泌系统的本领。于是，肯博士为他介绍了肾上腺，它也是内分泌系统中的明星。你大概听过这样的故事吧，一个人在野外遇到了猛兽，突然爆发出前所未有的力量，跑得飞快，这就是肾上腺素带来的奇迹。位于肾上端的肾上腺在人体受到某种刺激（比如惊吓、恐惧、兴奋等）时，就会分泌出肾上腺素。这种激素可以使人呼吸加快，心跳加速，同时使身体反应更加敏捷，这样便可以更好地应对刺激。想想看，你在游乐场里玩海盗船的时候是

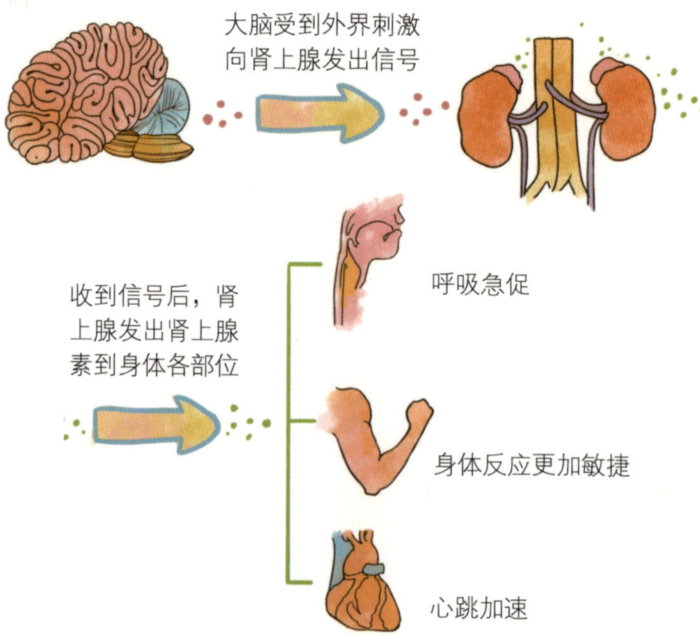

不是也会呼吸急促、心跳加快？这就是肾上腺素在起作用。和其他的激素不同，肾上腺素可以快速发挥作用，为身体提供更多的能量。

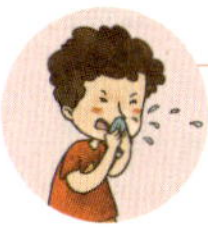

肾上腺素也常被医生当作处方药，用于心脏骤停的抢救和过敏性休克的抢救。

当然，内分泌系统不只有这些，还有很多奇妙的内分泌器官和激素，它们无时无刻不在工作着，为了维持身体内的稳定发挥着自己的作用。

思考

什么是内分泌系统？哪种内分泌器官样子像个蝴蝶结？

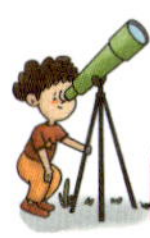

小游戏

画一画

回忆一下，你有过肾上腺素上升的经历吗？把它画下来吧。

肯博士说

- 内分泌系统是神经系统以外的另一个重要的机能调节系统，它分为两大类：一类是内分泌器官，比如垂体、松果体、甲状腺、胸腺、肾上腺等；另一类是内分泌组织，比如胰腺内的胰岛、睾丸内的间质细胞、卵巢内的卵泡细胞等。
- 甲状腺位于气管上端的两侧，呈蝴蝶结形，它能够制造甲状腺激素，刺激新陈代谢，还可以调节体内钙的平衡。
- 肾上腺是人体重要的内分泌器官，位于两侧肾脏的上方。肾上腺在人体受到某些刺激时会释放出肾上腺素，使人呼吸加快，心跳和血液流动加速，反应更加敏捷。

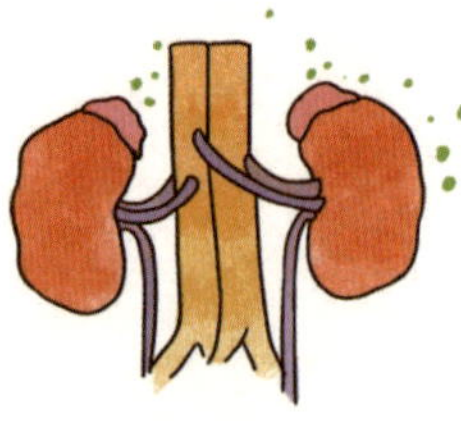

神秘的房子

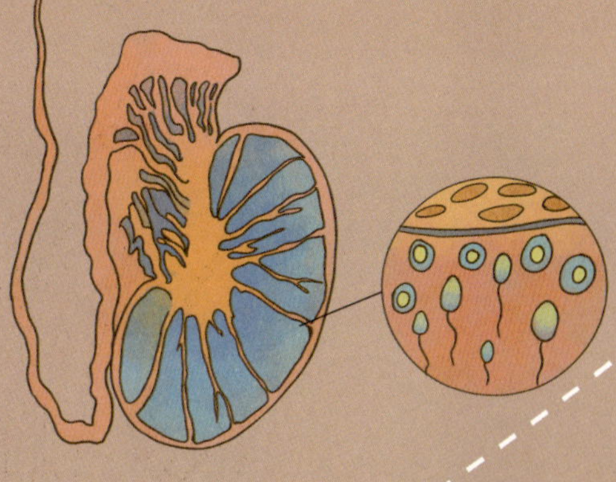

身体概念

生殖系统

“你们想不想和我去拜访一位老朋友？”肯博士神秘地对小鲁和阿布说。

“当然愿意了。”小鲁和阿布异口同声地答应，不过，这位老朋友是谁呢？他们预感，这不是一次普通的拜访。果然，肯博士又带着他们钻进了书里。这熟悉的场景，在追踪精子的旅程时不是来过吗？

果然，肯博士告诉他们：“今天，我们要继续追踪那颗受精卵。它在子宫里已经住了一段时间了，恐怕你们已经认不出它来了。”

小鲁和阿布的好奇心顿时被激起来了，一个劲儿地催促着肯博士快点儿往前走。肯博士不慌不忙地拿出了一幅“地图”，说道：“别急，让我再仔细看看路线，今天的路程有点儿长，因为我们要经过的是人体内复杂的生殖系统。”

生殖系统包括性腺、输送管道、附属腺体和外生殖器。男性和女性的生殖系统有区别。

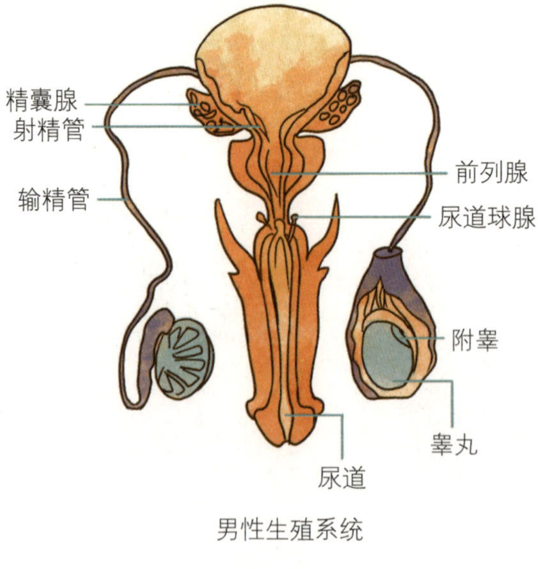

男性生殖系统

按照书中的内容，他们先经过了介绍男性生殖系统的章节。

男性的生殖系统分为内生殖器和外生殖器两部分。内生殖器由睾丸、输精管道（附睾、输精管、射精管和尿道）和附属腺（精囊腺、前列腺、尿道球腺）组成。外生殖器包括阴囊和阴茎。

还记得那个使卵子受精的精子吗？从青春期开始，男性生殖系统开始产生精子。睾丸就像一个精子工厂，精子就在睾丸中的曲细精管中产生，每天的产量大约在 0.25 亿个以上。

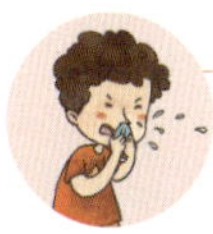

睾丸悬在身体之外是为了保证睾丸温度更适合产生精子，适合的温度大约比正常体温低 3℃。

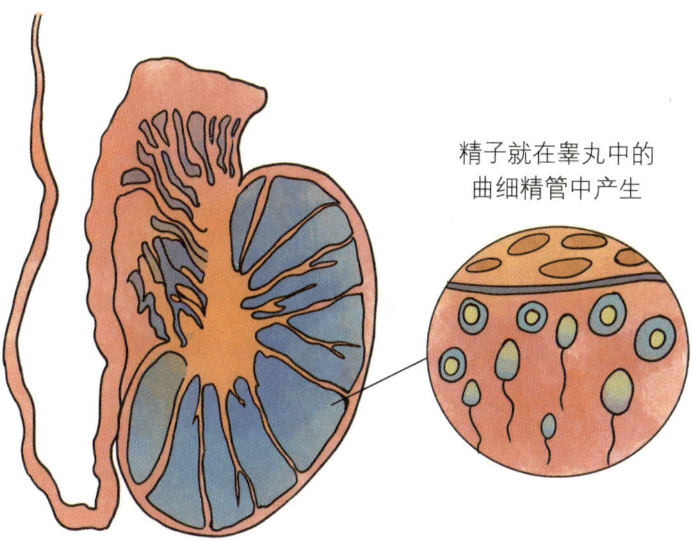

这个“工作量”可真是惊人呀，不过小鲁和阿布都觉得它们似乎和上次见到的那些精子不太一样。

“没错，因为它们现在还是‘半成品’呢。”肯博士说道。这些是未成熟的精子，它们会移动到一个叫作附睾的卷曲管道里，直到成熟可以开始游动。成熟的精子由输精管输送到尿道，然后经过精囊和前列腺的加工形成精液，最后由阴茎负责将它们排出体外。

接下来的情景就很熟悉了，因为肯博士、小鲁和阿布在上次那场特殊的“马拉松比赛”中曾经见过，这些精子马上就要进入卵巢去和卵子见面了。

不过小鲁和阿布还是有些好奇，他们还没见过卵子是如何诞生的呢。

女性生殖系统是卵子温暖的家园，它包括内生殖器（阴道、子宫、输卵管及卵巢）和外生殖器两部分。

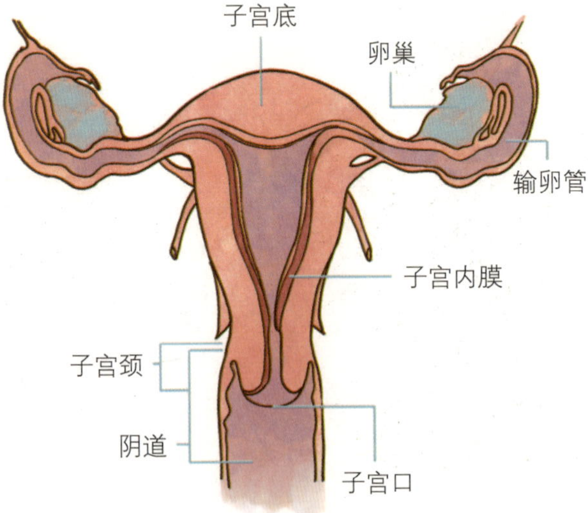

女性生殖系统

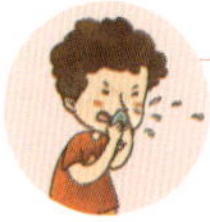

还在胎儿时期，女性的身体里就已经形成卵巢的雏形了。出生前，卵原细胞（原始的生殖卵细胞）已分裂出数百万个初级卵母细胞。

从青春期开始，生殖系统逐渐发育成熟，初级卵母细胞包裹在原始卵泡中，在雌性激素的影响下，每个月只有一个原始卵泡成熟，成熟的卵子从卵巢排出到输卵管，如果与精子结合，就会在子宫内着床发育成胎儿。

这时，肯博士发现了他们的“老朋友”，兴奋地叫了起来：“快看，那不就是上次那颗受精卵吗？”

天哪，小鲁和阿布简直不敢相信，一段时间没见，这颗受精卵已经变了一副模样，完全认不出来了。

肯博士试着帮助他们了解事情的经过：这是一个相当复杂的过程，要经过分裂→分化→发育。受精后大约 24 小时，小小的受精卵会从 1 个细胞分裂成 16 个细胞，这叫作卵裂球。大约 2 天后，这些细胞分裂成了更小的细胞群，它们有了一个新的名字，叫作桑椹胚。到了第 4 天，细胞已经分裂成了 48 个，变成了胚泡。受精后的 6~7 天，胚泡终于在子宫内安家落户，它将在这里不断吸收营养，为孕育成胎儿做准备。

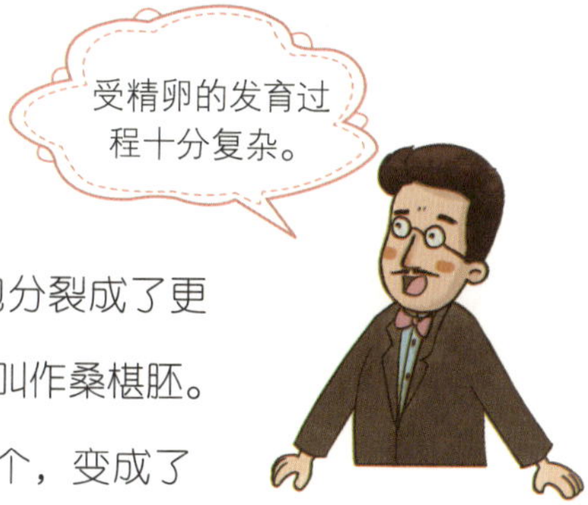

小鲁和阿布发现了：“哇，这么说来，这颗受精卵已经快要降生，

变成婴儿宝宝了。”原来，肯博士今天带他们来这里，是为了庆祝新生命诞生的呀。

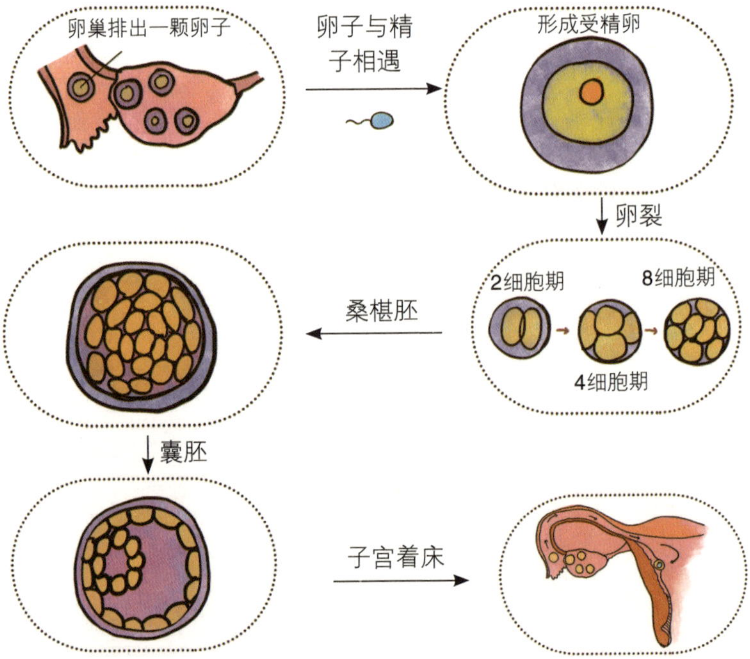

孕育生命的过程真是既复杂又不可思议啊。小朋友，你看到了吗？虽然生殖系统不像呼吸系统那样对维持生命有着重大的作用，但它担负着创造新生命的使命，同样了不起。

思考

生殖系统有什么作用？男性和女性的生殖系统是一样的吗？

小游戏

宝宝长大了

下面是胎儿宝宝在妈妈子宫里的发育过程，你能为它们排出正确的顺序吗？

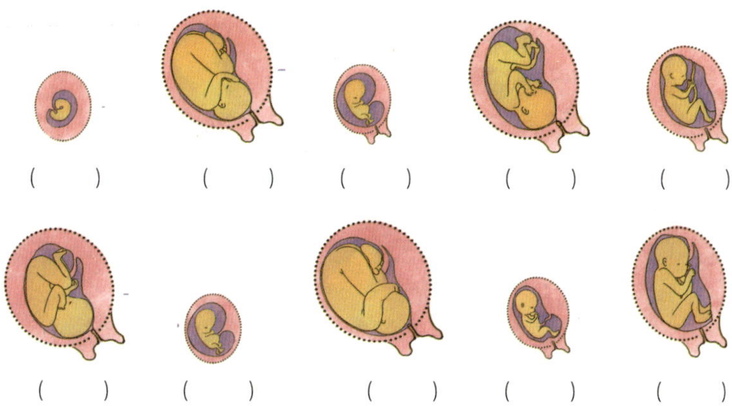

肯博士说

- 生殖系统是繁衍后代的多个器官的总称，男性和女性的生殖系统有所区别，但按照功能划分，都是由生殖腺、生殖管道和附属器官等组成的。
- 男性和女性的生殖系统都包括内生殖器和外生殖器两部分。

1、9、3、7、5、8、2、10、4、6

小游戏答案

身体里的排水系统

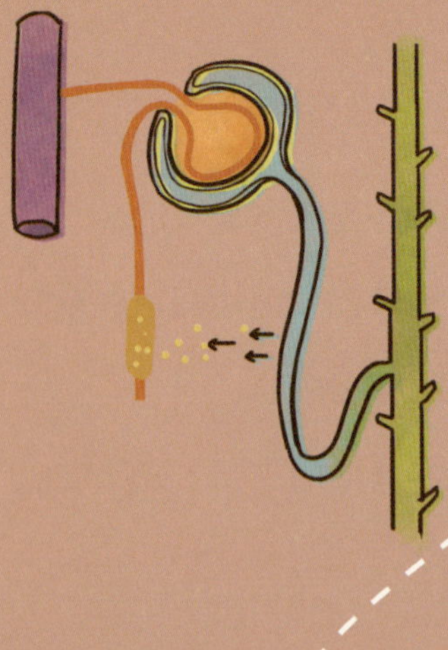

身体概念

泌尿系统

下雨了，忘记带伞的小鲁用书包遮着头，狼狈地在雨里跑着，一不留神，踩进了积水里，鞋袜都弄湿了。

突然，一把伞出现在他头顶，原来是肯博士。

“这雨下得太大了，路面上到处都是水。”小鲁向他抱怨。肯博士指着一旁的排水井盖说：“不要紧，它们会随着排水系统流走的。”

是的，这些雨水最终会汇入江河，再流向大海。不知你是否还记得，人体内 70% 都是水，所以，我们的身体里也有这样一个“排水系统”，只不过，我们把它叫作泌尿系统，它由肾脏、输尿管、膀胱及尿道组成。

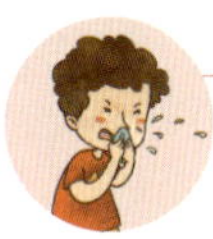

泌尿系统的主要功能是排泄，除此之外还能调节水盐代谢和酸碱平衡。

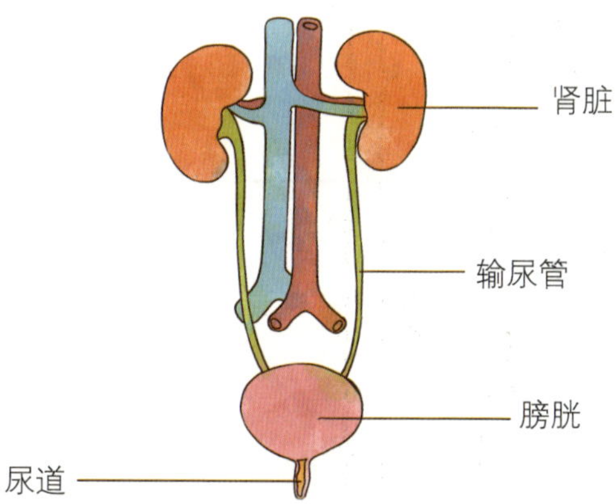

女性泌尿系统

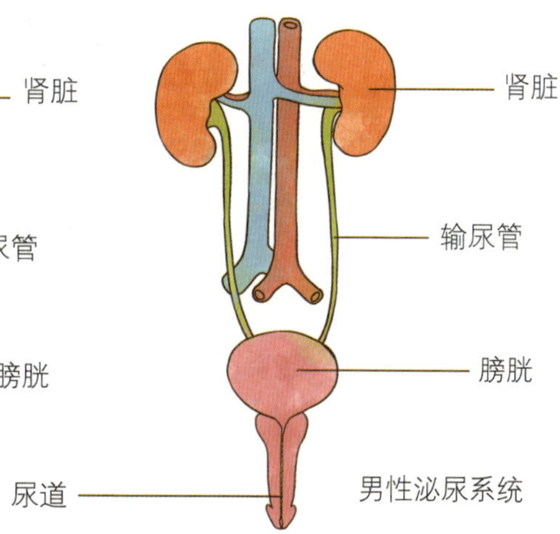

男性泌尿系统

人体像一座复杂又庞大的“城市”，这里生机勃勃，各种器官、组织、细胞等就是这里的“居民”，无时无刻不在忙碌地工作。进入人体内的水分、空气、食物被转化为人体所能吸收使用的形态，为这个“城市”的新陈代谢提供了物质基础，而这些物质被代谢后，必然会剩下各种“生活垃圾”，不光是废料，也有不能被完全吸收的水、无机盐等。

小鲁临出门时喝了一大杯牛奶，现在正是一个观察的好机会，让我们看看泌尿系统是如何工作的吧。这一杯牛奶中大部分的营养物质都会被人体吸收，剩余的水分、无机盐等物质被排放到了血液中，经由血管传送到肾脏，由肾脏内的肾小球、肾小囊和肾小管对它们进行处理。

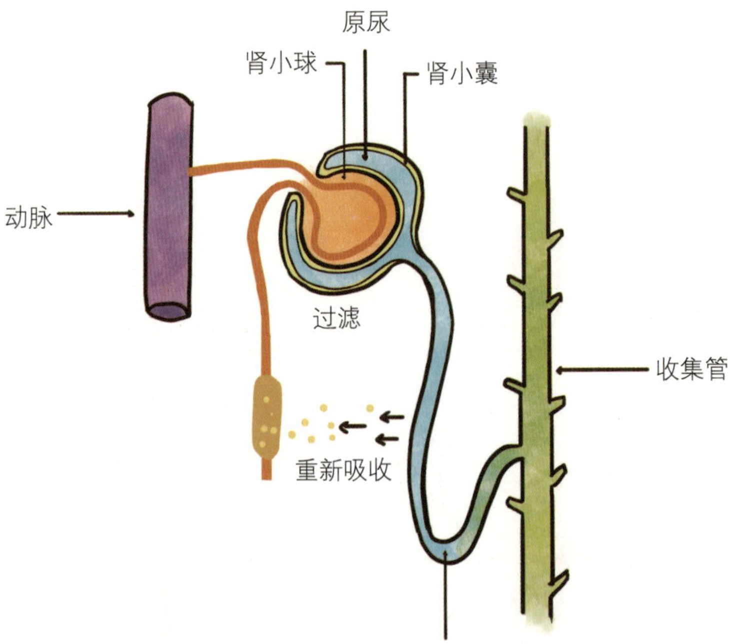

肾小球、肾小囊和肾小管构成了肾单位，每个肾脏由 100 多万个肾单位组成。肾小球和肾小囊组成了肾小体。

血液经由无数毛细血管分流进入肾小球内，血细胞和比较大的蛋白质被过滤出来，而比较小的葡萄糖与蛋白质则进入肾小囊内，经过肾小球的此次过滤作用，“原尿”产生了。

可别小看泌尿系统的工作量，一个昼夜之间，正常人体内会产生 150~180 升的原尿，可实际上我们每天排出的尿液只有 1~1.5 升，这是为什么呢？

因为原尿和尿液不同，它当中还包含了一些对人体有用的物质，比如微量的蛋白质、全部的葡萄糖、一部分无机盐以及尿素、尿酸等。因此，在经过肾小管的时候，这部分物质会被重新吸收，最终成为不含葡萄糖、氨基酸的仅残余对人体无用的尿素、尿酸、无机盐的产物，这个时候它才成为真正的尿液。

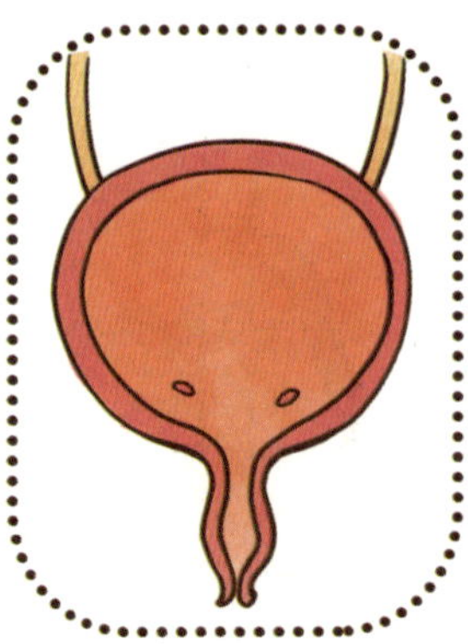

膀胱排空状态

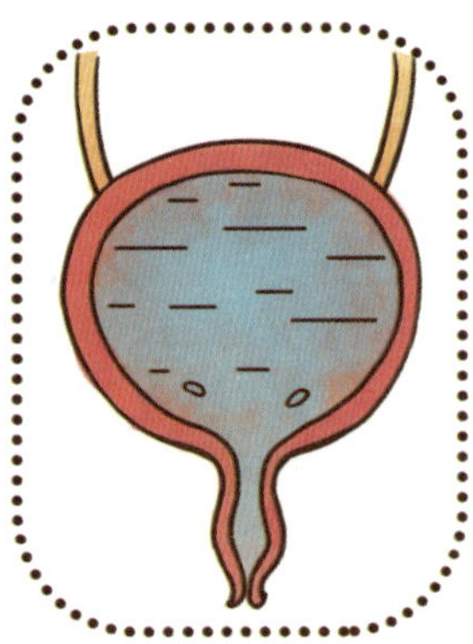

膀胱充满尿液

看，小鲁在往厕所跑，因为他感觉到自己的膀胱发涨。尿液由肾脏产生，再由输尿管运输到膀胱内。这时候，是要去厕所把它排出去，还是先忍耐一下把它憋住，就需要你自己来决定了。

憋尿对身体的健康不利，很容易损坏膀胱功能，还可能诱发尿路感染。所以小朋友还是要按时去厕所，不要因为小小的坏习惯影响了身体的健康。

思考

泌尿系统为什么被比喻为身体的排水系统？

小游戏

涂色游戏

考考你的眼力，下面的器官中哪个属于泌尿系统？请把它找出来并涂上颜色。

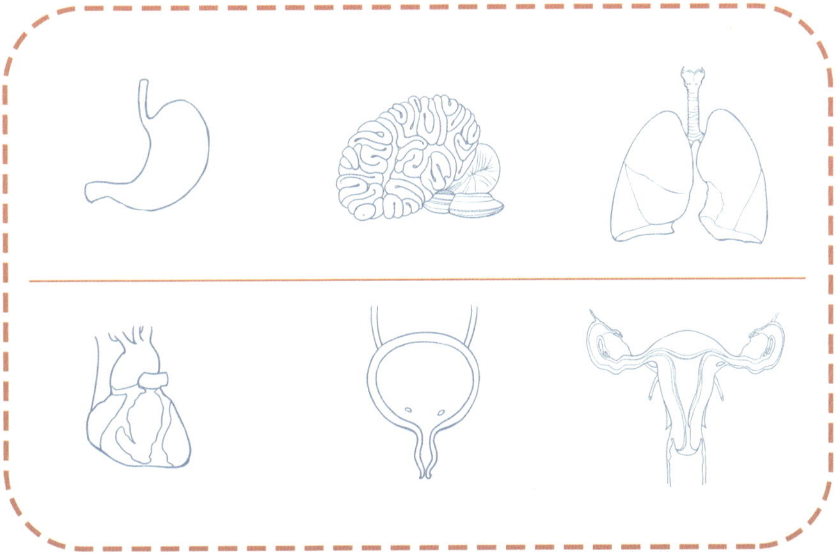

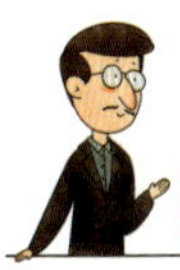

肯博士说

- 泌尿系统由肾脏、输尿管、膀胱及尿道组成。
- 泌尿系统的主要功能是排泄，除此之外还能调节水盐代谢和酸碱平衡。
- 泌尿系统排出的物质一部分是营养物质的代谢产物，另一部分是衰老的细胞破坏时形成的废物。

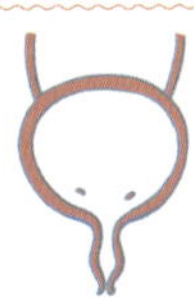

小游戏答案

藏在体内的保护者

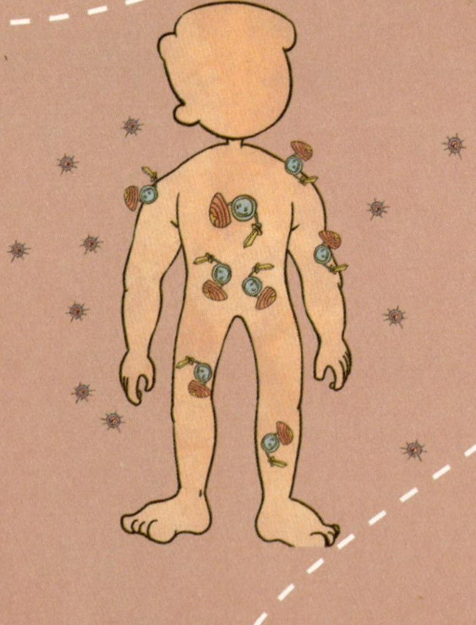

身体概念

免疫系统

学校里正在闹流感，不少同学都病倒了。这几天，连肯博士实验室里的小机器人布马 2 号都变得紧张兮兮的。

“警报！警报！有病毒入侵。”一大早，小鲁和阿布刚刚踏进实验室，布马 2 号就尖叫了起来。

小鲁不服气地瞪着布马 2 号，说道：“什么病毒，我和阿布明明都好好的。”可固执的布马 2 号说什么也不让他们进门。

幸好肯博士走过来替他们解了围。“不用那么紧张，我们的身体有免疫系统保护着，没那么容易受病菌侵害。”

肯博士说得没错，日常生活中，我们的身体难免会接触到不少病毒和细菌，比如你摸了一下脏兮兮的栏杆，或是有人冲着你打了个喷嚏，那些附在身体上的大肠杆菌、葡萄球菌、链球菌等就会找机会入侵人体内部，这对它们来说可是个好机会。幸好，我们身体里的免疫系统警惕性很高。

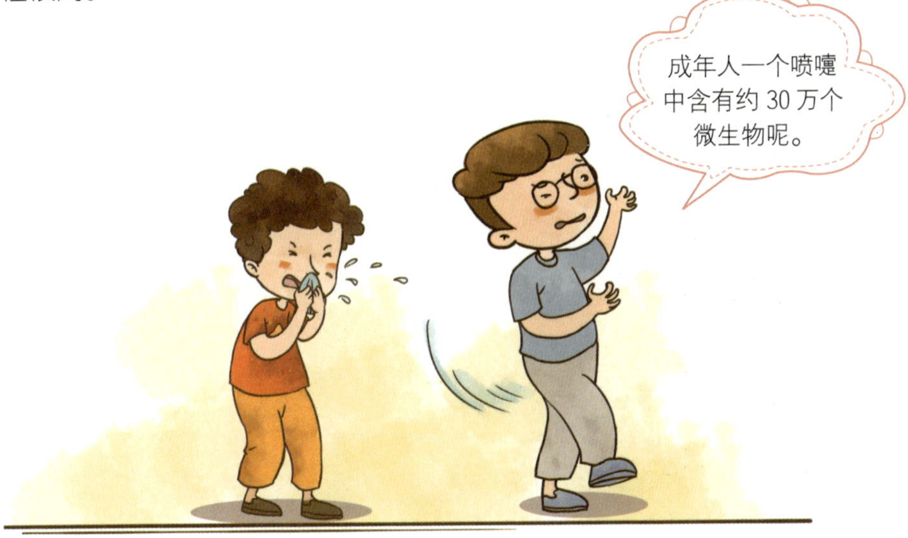

免疫系统由免疫器官、免疫细胞以及免疫活性物质组成。它们就像勇敢的卫士，相互协作，一起执行着身体的防御任务。

所以，如果有人在你的附近打了个喷嚏，不用惊慌，鼻腔内会迅速分泌出黏液，拦截病菌，不让它们溜进你的呼吸系统。

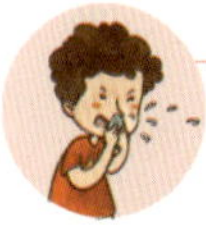

免疫器官包括骨髓、脾脏、淋巴结、扁桃体、小肠集合淋巴结、阑尾和胸腺等；免疫细胞包括淋巴细胞、单核吞噬细胞、中性粒细胞、嗜碱粒细胞、嗜酸粒细胞、肥大细胞和血小板；免疫活性物质包括抗体、溶菌酶、补体、免疫球蛋白、干扰素、白细胞介素和肿瘤坏死因子等细胞因子。

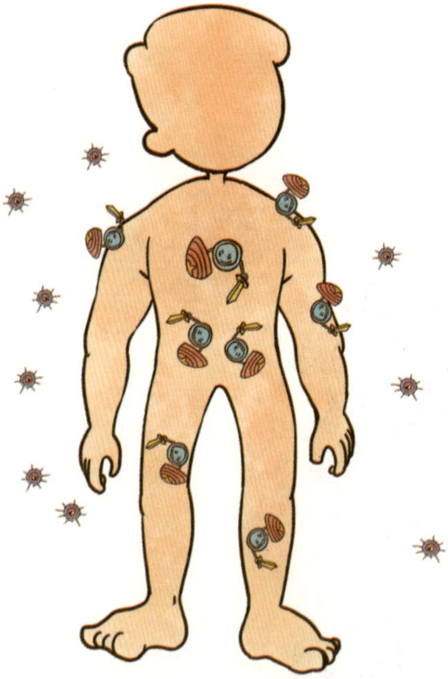

人体免疫系统会阻挡病菌

布马 2 号好像还是不太放心，这也难怪，毕竟病菌很会钻空子。比如，你不小心摔破了膝盖，病菌便会抓住这个机会乘虚而入。不过，我们的体内还设有一道防御线，这个时候，就需要它来帮助我们阻挡病菌了。

免疫系统是如何作战的呢？免疫系统拥有它的先头部队，那就是吞噬细胞，比如中性粒细胞，它还有一个人们更熟悉的名字——白细胞。当病菌侵入人体时，白细胞能通过变形穿过毛细血管壁，集中到病菌入侵部位，将病菌包围、吞噬。

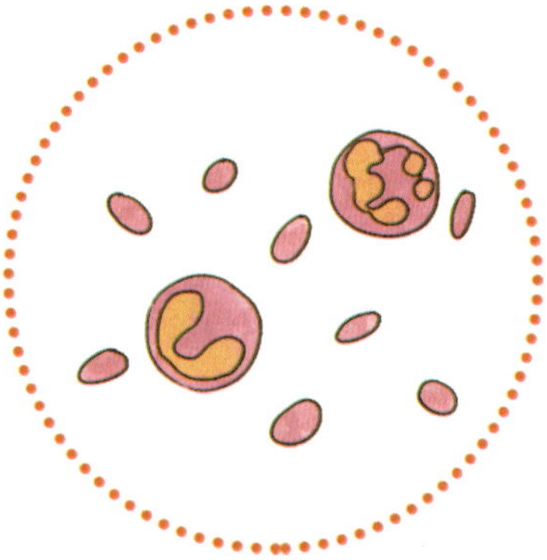

中性粒细胞

此外还有更大更强壮的巨噬细胞和 T 细胞，它们相当于免疫系统当中的特种部队。

巨噬细胞的战斗力非常惊人，当病原微生物入侵的时候，局部组织中的巨噬细胞就会被活化，吞噬、消灭潜入体内的“敌人”。看，巨噬细胞使用细胞质伸展，可以卷住病菌将它们吞掉。

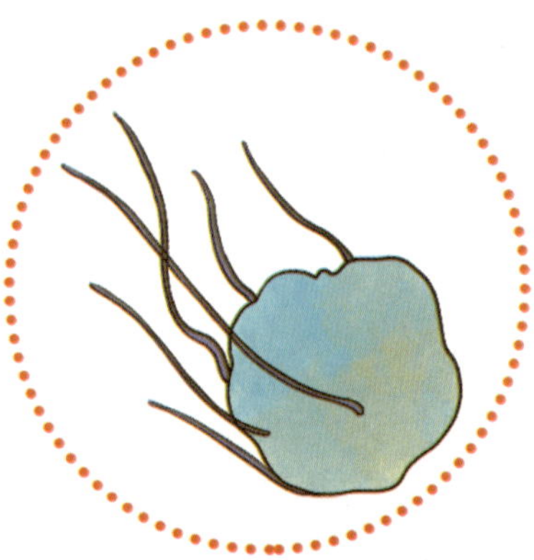

巨噬细胞

不同组织中的巨噬细胞被冠以不同的名称，比如肝脏内的巨噬细胞被称为枯否氏细胞，中枢神经内的巨噬细胞被称为小神经胶质细胞……

还有 T 细胞，它的全名是 T 淋巴细胞，来自骨髓中的淋巴干细胞，在胸腺中发育成熟，随后便会通过淋巴和血液循环分布到全身的免疫器官和组织中。和巨噬细胞以及中性粒细胞不同，T 细胞最拿手的不是消灭病菌，而是攻击并破坏你身体内出现异常的细胞，癌细胞就是其中之一。

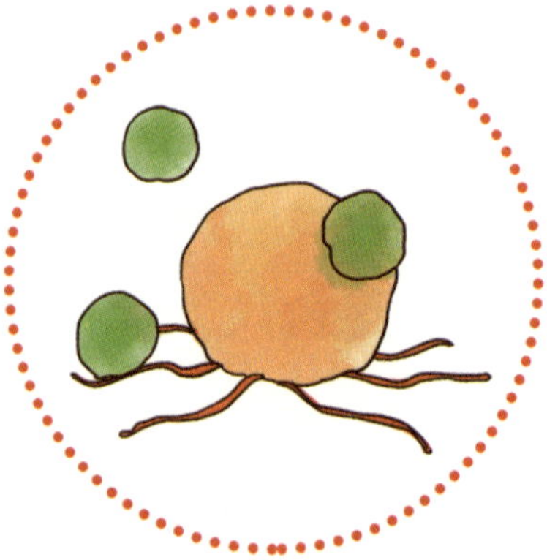

T 细胞

T 细胞有个好“兄弟”，被称作 B 细胞，也就是 B 淋巴细胞。它来自骨髓的多能干细胞，数量比 T 细胞多一些，它们的主要职责是产生各种抗体。

原来我们身体里驻扎着一支这么强大的队伍呢，小鲁和阿布觉得非常自豪。拥有良好的免疫系统，我们的身体才能抵御各种病菌的侵害。所以，要时常锻炼增强身体机能，多喝水保持黏膜湿润，养成良好的卫生习惯，防止病从口入，这样我们体内的免疫“部队”才能在关键时刻战胜病菌和疾病。

免疫力低下身体容易被病菌感染，这种情况可以通过一定的方法来改善，比如经常感冒的人可以多吃一些富含维生素的食物，这对维持机体稳定、增强免疫力很有帮助。

思考

人体内的免疫系统由什么组成？我们身体里的"防御部队"都有哪些成员？

小制作

制作美味蔬果汁

按照下面的食谱来制作一款既美味又有营养的健康蔬果汁吧，它还可以帮助你提高免疫力呢。

安全提示：制作过程需要榨汁机，需家长陪同进行操作

材料准备：苹果，胡萝卜，橙子，榨汁机

制作过程：

1. 将苹果、胡萝卜洗净去皮，橙子剥皮；
2. 将 3 种食材切成小块，按照个人喜好调配比例；
3. 将切好的蔬果放进榨汁机里，按下按钮；
4. 滤掉蔬果渣，如果喜欢果肉也可以省略这一步；
5. 将榨好的蔬果汁倒入杯中就可以饮用了。

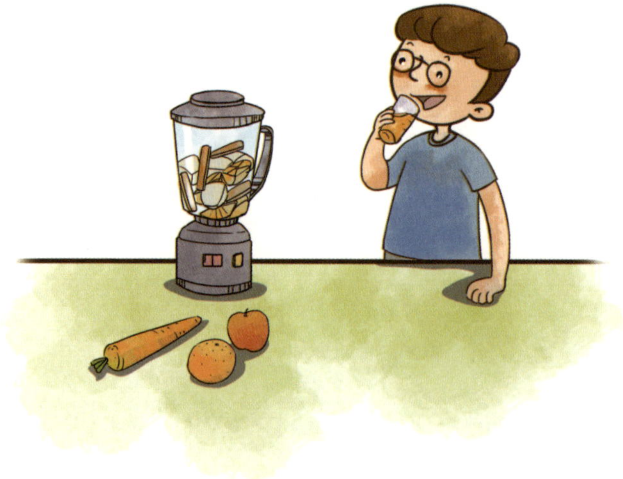

苹果、胡萝卜、橙子富含大量维生素，是增强免疫力、抵抗感染的最佳组合。用新鲜蔬果汁代替饮料，可以令我们的身体更健康。

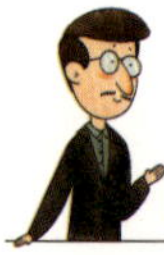

肖博士说

- 免疫器官包括骨髓、脾脏、淋巴结、扁桃体、小肠集合淋巴结、阑尾和胸腺等。
- 免疫细胞包括淋巴细胞、单核吞噬细胞、中性粒细胞、嗜碱粒细胞、嗜酸粒细胞、肥大细胞和血小板;免疫活性物质包括抗体、溶菌酶、补体、免疫球蛋白、干扰素、白细胞介素和肿瘤坏死因子等细胞因子。
- 免疫系统具有免疫监视、防御和调控的作用。

营养去哪里了

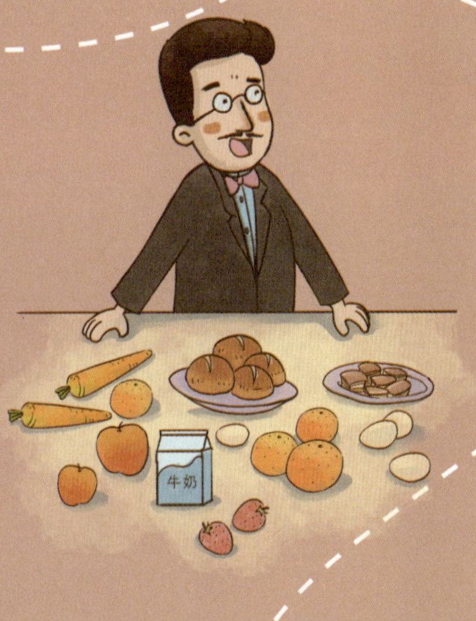

身体概念

新陈代谢

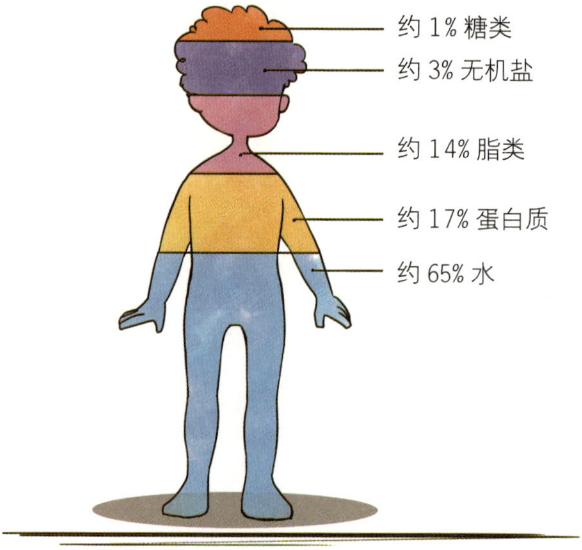

肯博士笔下的人体物质组成

肯博士不但喜欢做实验，还喜欢画画。小鲁和阿布自然成了他免费的模特。可是，他的“杰作”实在是难以令人满意。

“肯博士，你怎么把我画成了这副模样？”小鲁看着画上怪模怪样的自己，生气地大叫起来。

肯博士解释道：“我们的人体是由很多物质组成的，其中大约 65% 是水，还有约 17% 是蛋白质，另外约 14% 是脂类，3% 是无机盐，1% 是糖类，所以我把它们都画了出来，这样才丰富多彩嘛。”

小鲁看着画上的自己，咂着嘴说道：“这么多物质，我们岂不是不用吃东西了？”

“当然不是了。”肯博士吓了一跳，这些物质并不是始终留在人体内的，所以，为了维持生命，我们的身体需要持续获得物质。这些物质中一部分被储存起来，一部分转化成了能量，剩余的则被处理掉了。这就是人体内部的新陈代谢。

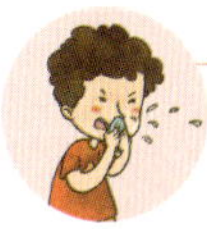

新陈代谢就是机体与环境之间的物质和能量的交换，以及生物体内物质和能量的自我更新过程。简单地说，就是为了维持生命，人类需要不断地吃东西，不断地积累能量，同时还需要不断地排泄废物，消耗能量。

我们通过进餐的方式来获取食物中的化学物质，使它们转化成我们身体的一部分，这种化学变化一般都是在酶的催化作用下进行的。合成代谢可以构建物质，消耗能量。它使你体内的小单体，比如糖类和脂肪酸构建出更大更复杂的聚合体，比如碳水化合物、脂肪、蛋白质等。当你需要新的基本材料，或是需要释放一些能量的时候，这些聚合物又会通过分解代谢被分解，释放你需要的能量。

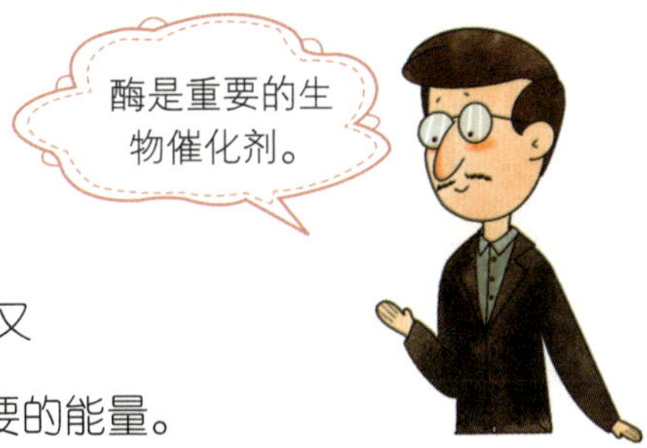

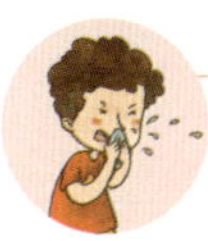

通过消化吸收，把食物中可利用的物质进行转化，合成自身的物质，同时还要把食物转化过程中释放出的能量存储起来，这就是合成代谢，也叫作同化作用。把自身物质不断分解，把存储的能量释放出去供生命活动使用，把不需要、不能利用的物质排出体外，就是分解代谢，即异化作用。

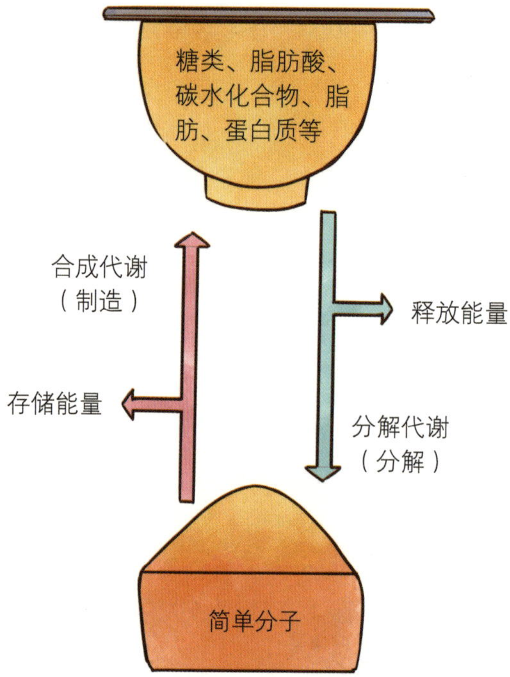

说到进餐，小鲁的肚子“咕噜噜”叫了起来，原来午餐的时间已经到了。肯博士端出了准备好的菜肴，阿布看到盘子里的芹菜，眉头马上皱了起来。肯博士提醒他：“不要挑食，这些食物可都是富含营养的。”

营养，也就是我们用来构建、维持、修复人体所需要的材料，人体内三大营养物质分别是糖类、蛋白质和脂类。

糖类的主要功能是提供热量，人体所需要的能量中有 70% 左右都是由糖类提供的。含有糖类的食物，比如淀粉、蔗糖和乳糖等，是人体内糖类的主要来源。

“这么说，我们的身体里到处都是甜甜的糖了？”小鲁又开始幻想了。其实，糖类主要是以葡萄糖和糖原的形式存在于我们体内的。

还有蛋白质，它是我们肌体细胞的重要组成部分，是人体组织更新和修补的主要原料。很多植物和动物类食品中都含有蛋白质，比如豆制品、瘦肉、牛奶等，如果你需要为身体补充蛋白质，它们都是不错的选择。

最后，还有脂类，它是构成人体细胞的重要成分之一，尤其是脑神经、肝脏、肾脏等重要器官。

这三大营养物质都是通过食物消化吸收、其他物质转化或自身物质分解来获得的。它们都可以在我们的身体内进行氧化分解，作为能源使用。糖类、蛋白质和脂类还可以互相转化。

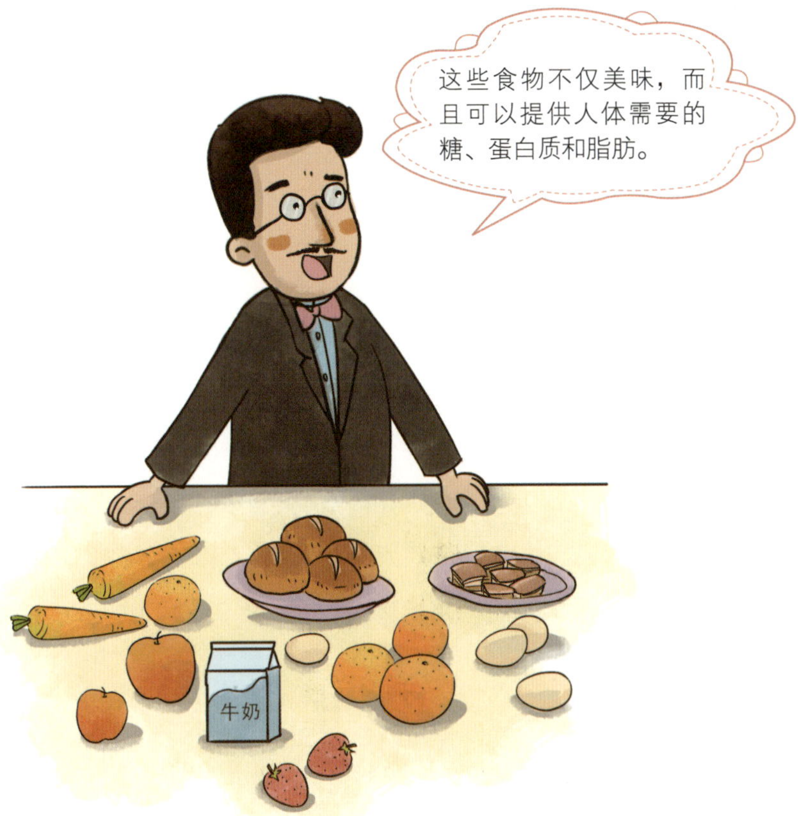
这些食物不仅美味，而且可以提供人体需要的糖、蛋白质和脂肪。
牛奶

吃过午餐，又听肯博士讲了这么多，大家都有些困倦，准备回去睡个午觉，休息一下。“猜猜看，我们睡觉休息的时候，新陈代谢会停止吗？”肯博士打着哈欠提了这个问题，说完就睡着了。看来，等他睡醒才能揭晓答案了。

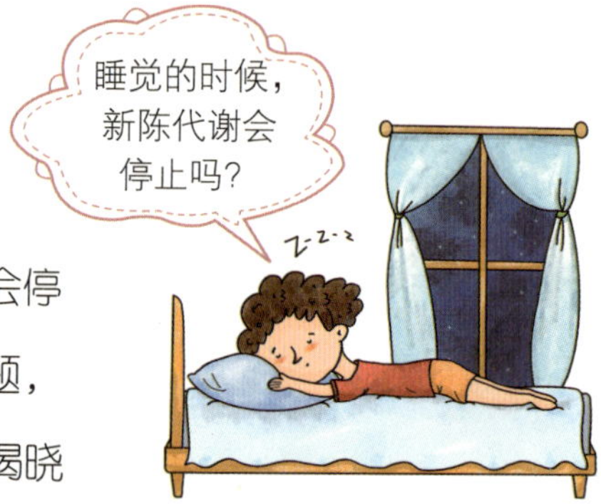

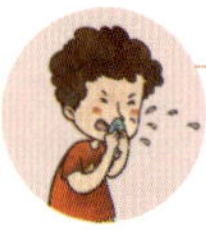

新陈代谢是生命体不断进行自我更新的过程，如果新陈代谢停止了，生命也就结束了。就算是冬眠的动物，体内的新陈代谢也不会停止，只不过变得非常缓慢，更不用提只是睡个午觉了。

思考

什么是新陈代谢？人体内三大营养物质是什么？

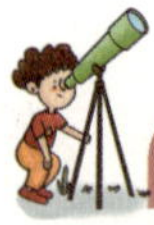

小游戏

判断对错

请找出下面关于新陈代谢正确的说法，在□里画上☆。

1. 剧烈运动后身体新陈代谢会加速。 □

2. 不吃晚餐，新陈代谢就会变慢。 □

3. 两个相同体重的人，个子矮的比个子高的新陈代谢更慢。 □

4. 老年人的新陈代谢速度最快。 □

5. 睡觉时新陈代谢率很低。 □

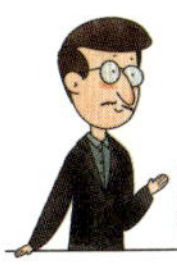

肯博士说

- 新陈代谢就是机体与环境之间的物质和能量的交换，以及生物体内物质和能量的自我更新过程。
- 人体通过消化吸收，把食物可利用的物质进行转化，合成自身的物质，同时还要把食物转化过程中释放出的能量存储起来，这就是合成代谢，也叫作同化作用。
- 把自身物质不断分解，把存储的能量释放出去供生命活动使用，把不需要、不能利用的物质排出体外，就是分解代谢，即异化作用。

1.☆　2.☆　3.☆　5.☆

小游戏答案

我和机器人不一样

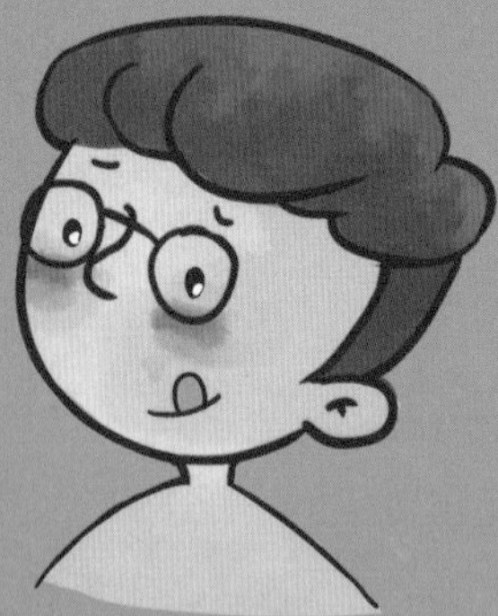

身体概念

感觉

小鲁、阿布和肯博士的小机器人布马 2 号开展了一场小型足球比赛。哪知道，比赛刚刚开始 5 分钟，就出现了一起不大不小的事故——小鲁带球射门时和布马 2 号撞在了一起。

“哎哟，好疼啊！”小鲁揉着膝盖大叫起来，一抬头，看见布马 2 号仰面朝天躺在了地上。

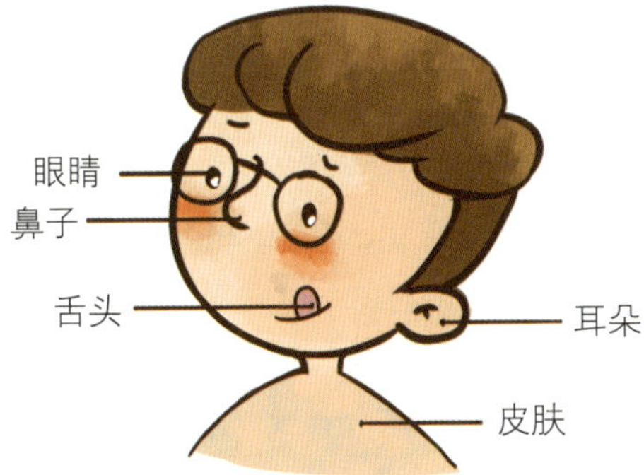

小鲁顾不上自己的膝盖，一瘸一拐地跑过去把它扶了起来。阿布也跑了过来，关心地问：“布马 2 号，你没事吧，摔疼了没有？”布马 2 号摇摇头，表示自己并不怕疼，因为机器人不像人类，是没有感觉的。

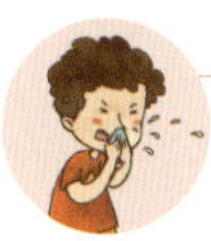

人体拥有多种感觉器官，其中最主要的有眼睛、耳朵、鼻子、舌头和皮肤，所以我们才能看到色彩、听到声音、闻到香气、尝到味道，还能摸出物体表面的冷与热、光滑与粗糙。

闻讯赶来的肯博士为小鲁的膝盖上了药，然后又检查了布马 2 号的情况，果然，布马 2 号安然无恙。

“肯博士，布马 2 号真的没有感觉吗？”小鲁不解地问，布马 2 号明明也有眼睛、嘴巴啊。

肯博士一边帮布马 2 号拧紧螺丝，一边回答：“虽然机器人的外观和我们有几分相似，但人体的奇妙超乎你的想象，就拿感觉来说吧，它比机器人的程序还要复杂呢。”

人体的感觉器官会通过视觉、听觉、嗅觉、味觉和触觉来检测外界的信号。眼睛就是视觉器官，眼球是它的主要部分。我们是怎样通过眼睛看见东西的呢？光线进入我们的眼睛后，经过角膜和晶状体折射和聚焦后，形成清晰的、倒立的图像或光影，同时刺激视网膜上的光感受器产生神经冲动，经视神经传给大脑，由大脑重构出看见的物体，这就是视觉产生的过程。

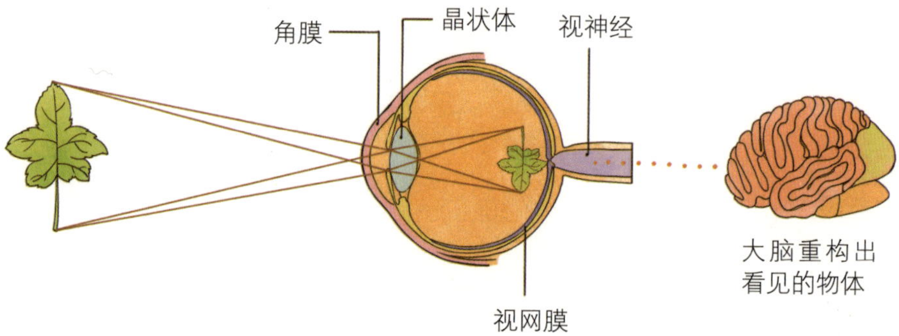

还有耳朵，它有辨别振动的功能，可以将振动发出的声音转换成神经信号，然后传给大脑。我们的耳朵分为外耳（耳廓、外耳道）、中耳（鼓膜、听小骨、鼓室）和内耳（半规管、前庭、耳蜗）三部分。就像现在，肯博士在说话，小鲁、阿布在倾听，他们的耳廓收集了声波，通过外耳道传到鼓膜，鼓膜的振动引起 3 块听小骨同样频率的振动，由于听骨链的作用，引起耳蜗内淋巴的振动，刺激内耳的听觉感受器，听觉感受器兴奋后所产生的神经冲动沿耳蜗神经传到大脑皮层的听觉中枢，产生听觉。

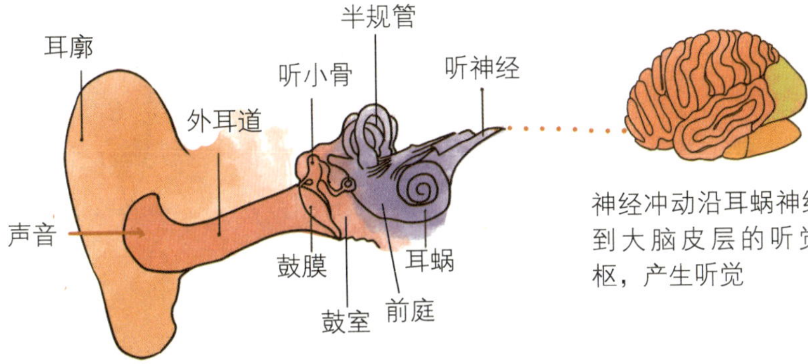

神经冲动沿耳蜗神经传到大脑皮层的听觉中枢，产生听觉

就在几个人有说有笑的时候，突然飘来了一股怪味道。最快发现味道来源的是小鲁："不好了，肯博士，你的实验室冒烟了！"

和视觉、听觉相比，嗅觉看起来似乎没那么重要，实际上，它一直担负着警戒任务。敏锐的嗅觉可以使我们避免受到有毒气体的侵害。嗅觉的感受器位于鼻腔的顶部，也就是我们的鼻黏膜，这里的嗅细胞受到某些挥发性物质的刺激就会产生神经冲动，冲动沿嗅神经传入大脑皮层而引起嗅觉。

多亏了嗅觉帮忙，大家及时发现了肯博士的实验室又出了状况。原来，他出来的时候太匆忙，忘记关掉电磁炉了，结果炉子上熬的粥已经糊了。

"太浪费了，这还能吃吗？"肯博士看着锅里的粥，有些舍不得倒掉。小鲁自告奋勇地帮他尝了尝味道，只吃了一口，眉毛就拧在了一起："呸，呸，好苦，太难吃了！"

看，这就是味觉在发挥作用。味觉是食物在人的口腔内对味觉器官化学感受系统刺激而产生的一种感觉。口腔内感受味觉的主要是舌头上的味蕾，味蕾由味觉细胞构成，上面有大量的味觉感受分子，不同

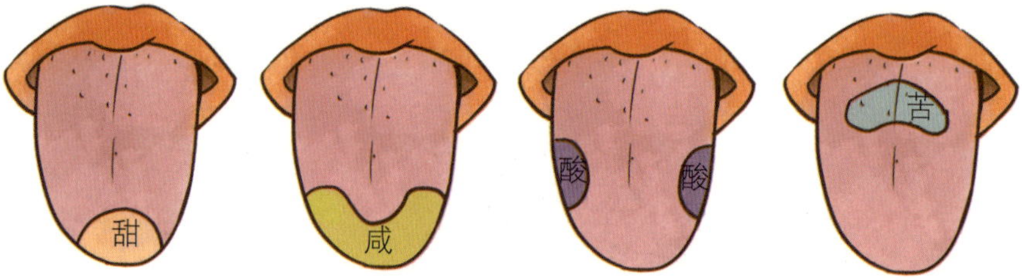

味觉特定的感受区域

的食物可以与不同的味觉感受分子结合，呈现出各种味道。每种味觉都有特定的感受区域：舌尖上的味蕾对甜味最敏感；舌头两侧的味蕾对酸味最敏感，舌尖及舌头两侧的味蕾对咸味最敏感；舌根的味蕾对苦味最敏感。这么说来，小鲁在尝粥的时候，哪部分的味蕾起了作用呢？

除了上面所说的几种感觉，人体还拥有触觉。皮肤深层存在触觉小体，里面存在敏感的神经细胞，当神经细胞感受到触摸带来的压迫，就会马上发出一个微小的电流信号，电流信号就会随神经纤维到达大脑，这样就能感受到这次触摸，大脑可以马上分辨出触摸的程度以及信号的位置，于是，触觉便产生了。

触觉有什么作用呢？除了感受到接触，它还具有保护功能，帮助我们离开外界的危险。快看，肯博士想去端冒着热气的锅，哎呀，好烫！通过这次触摸，他的大脑会做出判断，知道这个锅暂时不能去碰触了。

思 考

人体最基础的五种感觉分别是什么？

小游戏

味觉连连看

找一找，舌头上不同区域的味蕾分别对下面哪种食物的味道最敏感？将它们连起来。

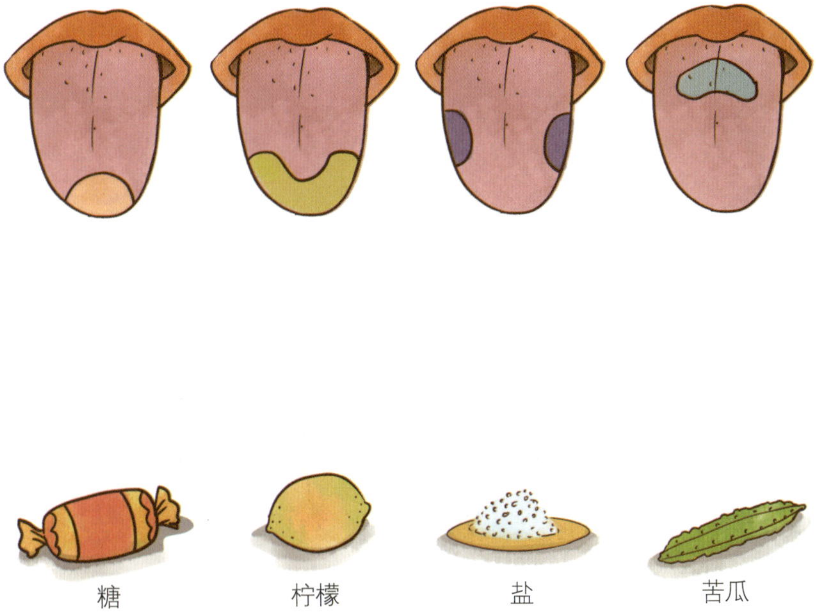

肖博士说

- 人体拥有多种感觉器官，其中最主要的有眼睛、耳朵、鼻子、舌头和皮肤，人体的感觉器官会通过视觉、听觉、嗅觉、味觉和触觉来检测外界的信号。
- 光作用于视觉器官，使其感受细胞兴奋，其信息经视觉神经系统加工后便产生视觉。眼睛就是视觉器官。
- 耳朵是听觉器官，它在声波的作用下产生的对声音特性的感觉叫作听觉。
- 口腔内感受味觉的主要是舌头上的味蕾，味蕾由味觉细胞构成，上面有大量的味觉感受分子，不同的食物可以与不同的味觉感受分子结合，呈现出各种味道。

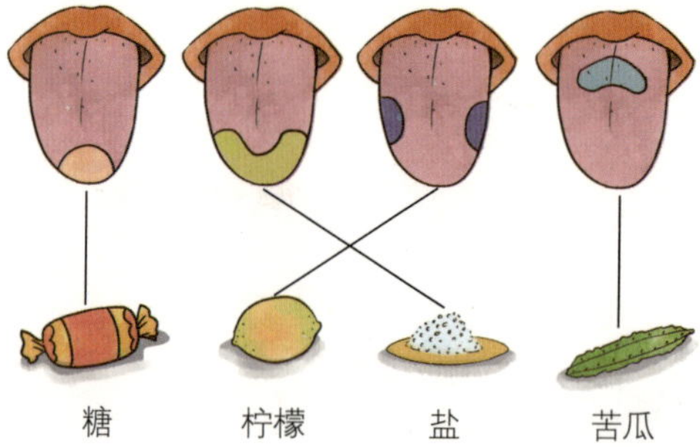

小游戏答案